がんから生還した患者の
最新事例に学ぶ

がんを治すための新常識

専門医が勧める
がんを小さくする方法

医師 佐野正行・監修

総合科学出版

監修の言葉

心が生活習慣を変え、体を変え、がんを退ける

がん細胞は誰の体の中でも毎日たくさん発生していて、これを免疫システムが片っ端からやっつけているので、我々はがんを発症せずに済んでいます。しかし時にはこのシステムががん細胞を見落とすことがあり、それが増殖して大きくなり、やがてがんという病気として姿をあらわします。

がんについて最近はっきりしてきたのは、がんは「生活習慣病」であるということ。がん細胞の発生や増殖、発症の全てに生活習慣がかかわっているといっても過言ではありません。従って、がんを手術で取り除いても、生活習慣が変わらなければ、いずれがんは再発する可能性が高くなります。逆に生活習慣を整えれば、がんは発症に至ら

ない、小さいがんであれば免疫の力でやっつけてしまえる、治癒につなげることができるのです。

私はこれまで、国立がんセンターをはじめ基幹病院・大学病院などに勤務をしながら、がん治療に取り組んできました。携わった手術は3000件以上になります。その中で、医師の仕事は、がんを取り除くだけではなく、再発や転移を防ぐ、あるいは再発しても転移しても克服する体を作る手伝いをすることではないかと考えるようになりました。

がんにならない、あるいはがんを治す体をつくるには、何よりがんの原因である生活習慣を見直すことです。生活習慣を整えるのは心、あるいは思考です。心がしっかりしていて、考え方がぶれなければ生活習慣が整い、生活習慣が整えば、体が変わってきます。いずれがんを退ける体になってゆきます。

「2人に1人はがんになる」と聞くと、がんになるのはしかたがない、誰もがかかるもの、と考えがちですがそうではありません。生活習慣を整えればがんのリスクは下がります。仮になっても治癒につなげやすくなるのです。

生活習慣で重要なのはまず食事です。現代人が食べているものには、がんにつながる食品がたくさんあります。有害であることがわかっている食品はなるべく食べない。どうしても食べてしまった場合は、健康効果の高い食事を続けて害を薄めるようにするなど、工夫してバランスをとります。

食事だけでは心配な人にはサプリメントがあります。

がん治療の補助としてのサプリメントも、今日は品質の良いものがあります。本書で紹介している成分、キシロフコ・グリクロナンもその1つです。海藻由来の成分であり、がんに関して、科学的な検証が充実している点がエビデンスのないのサプリメントと大きく違っています。もともと食べられる海藻である点も安心材料ですし、日本人に不足しているミネラルや食物繊維もたっぷりです。

実際、キシロフコ・グリクロナンを試した方たちも、その体感のよさや、がん治療を助ける働きを認めています。これからがん治療に上乗せするサプリメントを考えている人には、お勧めできるサプリメントだと思います。もちろん試してみなければわかりませんが、試す価値があると思います。

本書の第5章に、がん治療のかたわらキシロフコ・グリクロナンを試した人の談話が載っています。実際に私が担当をしている患者様も多く登場していますが、この方たちは、ご自身の体のこと、がんのことをしっかりと理解しておられ、どうやってがんを治すか、どのような状態になりたいかを考えて治療を進めています。医師と対等に話をして、治療の方向性をご自身で決めている点は素晴らしいと思います。

がん治療を受けながらサプリメントを探しておられる方は参考になると思います。ぜひ一読ください。

監修／医師　佐野 正行

プロローグ

放射線も抗がん剤もラクにクリア 私はこうして悪性リンパ腫を克服した

がんは今や治る病気です。多くの人ががんになっても適切な治療を受けることで、元気になり、社会復帰を果たしています。がんという病気にまつわる「不治の病」「死に至る病」といった暗いイメージは過去のものといっても過言ではないでしょう。

もちろんがんの種類や進行度によっては、簡単にはいきません。再発や転移など難しい局面もあります。それでも今は、普通の生活をしながらがん治療を受け、乗り越えている人が多くなりました。

最近の調査では、がん治療を1つ1つ乗り越え、1年、2年、3年と経過することで、生存率が右肩上がりに上昇することがわかってきました。これを「がんサバイバー生存率」といいます。

昨今の生存率の上昇には医療機関での治療だけでなく、患者さん自身が試みた様々な方法が大きく寄与しています。食事や運動、そして補完代替療法などを自身が選び、上手に取り入れることで体調が整い、がん治療の効果を高めている印象があります。

特にサプリメントは、その人にぴったり合ったものを選ぶことで全身状態が改善し、医師が驚くような回復を見せることがあるようです。そのような方の1人をここで紹介しましょう。

ステージ4の悪性リンパ腫になったM・Iさん（65歳）。かなり進行した状態でがんが判明しましたが、どのようにして放射線や抗がん剤治療を乗り越え、元気を取り戻したかを取材しました。

悪性リンパ腫ステージ4
異変から診断までの長い道のり

がんは初期の頃にはあまり自覚症状がないことが多いものです。がんの種類によっては、かなり進行しても症状がない場合があります。M・Iさんも、異変を感じて検査を受け、悪性リンパ腫とはっきり診断されるまで数か月かかりました。しかも判明した時点でステージ4でした。

M・Iさんが体に異変を感じたのは2015年10月。何かおかしいとは思ったものの、具体的に痛み等の症状はなかったので、受診して検査を受けるまで時間がかかったとのことです。

「健康診断で受けた画像診断でお腹にしこりがみつかったのですが、かなり深いところにあって、細胞診をしなければわからない。そのためにはお腹を切らなくちゃならないというんです。検査のためにそれはちょっといやだったので、いったん保留にしました」

翌2016年春頃、風邪のような症状があって病院を受診したところ、血液内科の検査で異常値が出て、今度は肩にしこりがみつかりました。

「肩のしこりの細胞を取って検査を、ということになりましたが、肩というのは重要な神経が複雑に密集したところだそうで、意外に細胞を取るのが難しい場所だそうです。名医と言われる外科医が2人がかり、看護師さんも大勢で細胞診に臨みました。その結果が悪性リンパ腫、ステージ4でした」

診断まで時間がかかる。なかなか病気が判明しない。これは悪性リンパ腫というがんの特徴のようです。

治療スタート、治療中止、紆余曲折の後に出会ったキシロフフコ・グリクロナン

M・Iさんの抗がん剤治療が始まりました。この時はかなり強い薬が使われました

が、その結果、がんはほとんど消失するまでに小さくなりました。

ところがＭ・Ｉさんは治療の後、血管が硬くなり、注射ができない状態になってしまったのです。やむなく抗がん剤を中止。経過観察となってしまいます。

治療を受けたくても受けられない。そんな状態が２年続き、がんは再び大きくなっていました。

次の治療は免疫チェックポイント阻害剤のオプジーボでした。幸いこの治療はよく効いて、がんは小さくなっていきました。

ところがその後、Ｍ・Ｉさんはふとしたはずみに転倒して腕を骨折、歯を折り、足も捻挫《ねんざ》するという事故に見舞われます。その頃、出会ったのがキシロフコ・グリクロナンでした。

「原料も海藻で安全性は問題なさそうだったので、試しに飲んでみようか、くらいの気持ちでした。ところがこれが私にはとてもよかったんです。全身が元気になって、以前からやっていたジム通い、筋トレをしっかりやることが出来ました。私の様子にはお医者さんもびっくりしていましたね」

がんは縮小し、体調が回復。ただこのまま治癒に向かい……とはいきませんでした。

「ずっと調子は良かったんですが、親戚の用事でちょっと遠くに出かける機会があって、ついキシロフコ・グリクロナンを飲まない時期が続いたんですね。体調がいいから油断したのかも。そうしたら体が思うように動かせなくなってきたんです」

折しも新型コロナウイルス感染症が広まり、医療機関を受診するのも一苦労の時期です。

「医療機関を探して何とか診てもらったところ、今度は腫瘍《しゅよう》が脊髄《せきずい》に集まっていると言われました。それから受けたのが放射線治療です。大量の放射線を10日にわたって照射してもらいました。これで腫瘍は3分の2が消失しました」

ただ放射線治療は最大照射量が決まっていて、M・Iさんはこれで最大量に達してしまいました。そこで今度は、悪性リンパ腫をターゲットにした抗がん剤治療になりました。

「まだ脊髄のまわりにへばりつくように腫瘍があるんです。これを何とか全部やっつけてしまえるようにと思っています。おかげさまでそれから体調はずっといいです。

抗がん剤の副作用はあまりなく、手足の先がしびれる症状はあるものの、それだけです」

M・Iさんは、現在、抗がん剤治療の結果を待っています。抗がん剤、放射線、抗がん剤と治療を重ねてきた人とは思えないほどお元気です。治療がうまくいっているのはキシロフコ・グリクロナンが助けになっているのかもしれません。

「これからもキシロフコ・グリクロナンは続けていきたいです。がんをやっつけるまでは」と語るM・Iさんです。

M・Iさんは、サプリメントが役立っている典型的な例です。他にも本書第5章に、キシロフコ・グリクロナンをがん治療のかたわら試して、よい結果になっている方にご登場いただいています。ぜひご一読いただき、参考にしてほしいと思います。

がんを治すための新常識◉もくじ

第2章 キシロフコ・グリクロナンとは何か

第3章 がん治療はこう進められる

第4章 がんを退けるための新常識

第5章 がんから生還した患者の最新事例

本書は２０２３年１月に平原社から刊行された書籍
『がんを悪化させずにムリなく小さくしていく方法』を
修正・改題したものです。

第1章

がんは治る病気になった?

がん治療の現在

がん10年生存率約6割。不治の病から治る病気へ

がんをめぐる話題で、よく新聞やテレビで報道されるのが「生存率」。がんと診断された人が何年後に何パーセント生存していたか、という調査です。

国立がん研究センター等の研究班による発表は次の通り。2004年〜2007年に日本国内の病院でがんと診断された約9万4千人の10年生存率が58・3％でした（2020年11月19日発表）。2000年〜2003年の4年間では54・2％だったので、確かに上昇しているのがわかります。

対象となったのは国立がん研究センター東病院（千葉県柏市）など、全国21のがん治療の拠点病院。これらの病院でがんと診断され、治療を受けた15〜94歳の約9万4千人。がんであっても、がん以外の原因で亡くなった人を除いて算出されました。

同じく、2008年（発表は2021年）の、国が指定するがん診療病院240施設、

約24万件の「院内がん登録」というデータを用いて解析した10年生存率は59・4％。やはり、がんが見つかった人の、およそ6割が10年後も生存していたということがわかります。

よく知られているように、最も治療成績がいいのは前立腺がん。続いて乳がん（女性）、甲状腺がん、子宮体がんの順番です。これらのがんは早期でみつかった場合、9割前後が10年生存するという調査結果になっています。

また、全国がんセンター協議会に加盟するがん専門診療施設32施設の院内登録データ約15万例を用いた、２０１０年～２０１２年診断例の5年相対生存率は68・6％とほぼ7割です。

このデータは２０２２年9月現在最新のものですが、いずれも２０１２年までにがんが見つかった人が対象です。それから10年以上が経過しています。医学の進歩、治療技術の向上を考えれば、現在はさらに改善していると考えて間違いないでしょう。

こうした調査からわかるのは、もはやがんは不治の病ではないということです。多くの人々が、がんにかかっても治って元気に暮らしています。

右肩上がり！　がんサバイバー生存率とは何か？

近年、新たに調査が行われ発表されるようになった、新たながんの生存率の概念があります。それはがんサバイバー生存率です。

まずがんサバイバーとは、がんと診断されて現在治療中の人、あるいはがんを経験し既に治療を終えた（治った）人のことです。寛解《かんかい》に至った人とも言います。

がんサバイバー生存率は、最初の診断から1年、2年、3年たった人の、それぞれの時点でのその後の生存率を表しています。例えば1年サバイバーとは、がんと診断されてから1年生存した人。さらにその人の5年生存率がサバイバー5年生存率です。

次ページのグラフを見てください。

例えば肺がんと診断されたある人は1年後「1年サバイバー」ということになります。その時点から5年生存する確率は、グラフで見ると35％くらいです。それから1年たって合計2年生存した人「2年サバイバー」は、そこから5年生きる確率が50％くらいに上がります。診断後4年生存した人「4年サバイバー」が、そこから5年生存す

がんサバイバー生存率

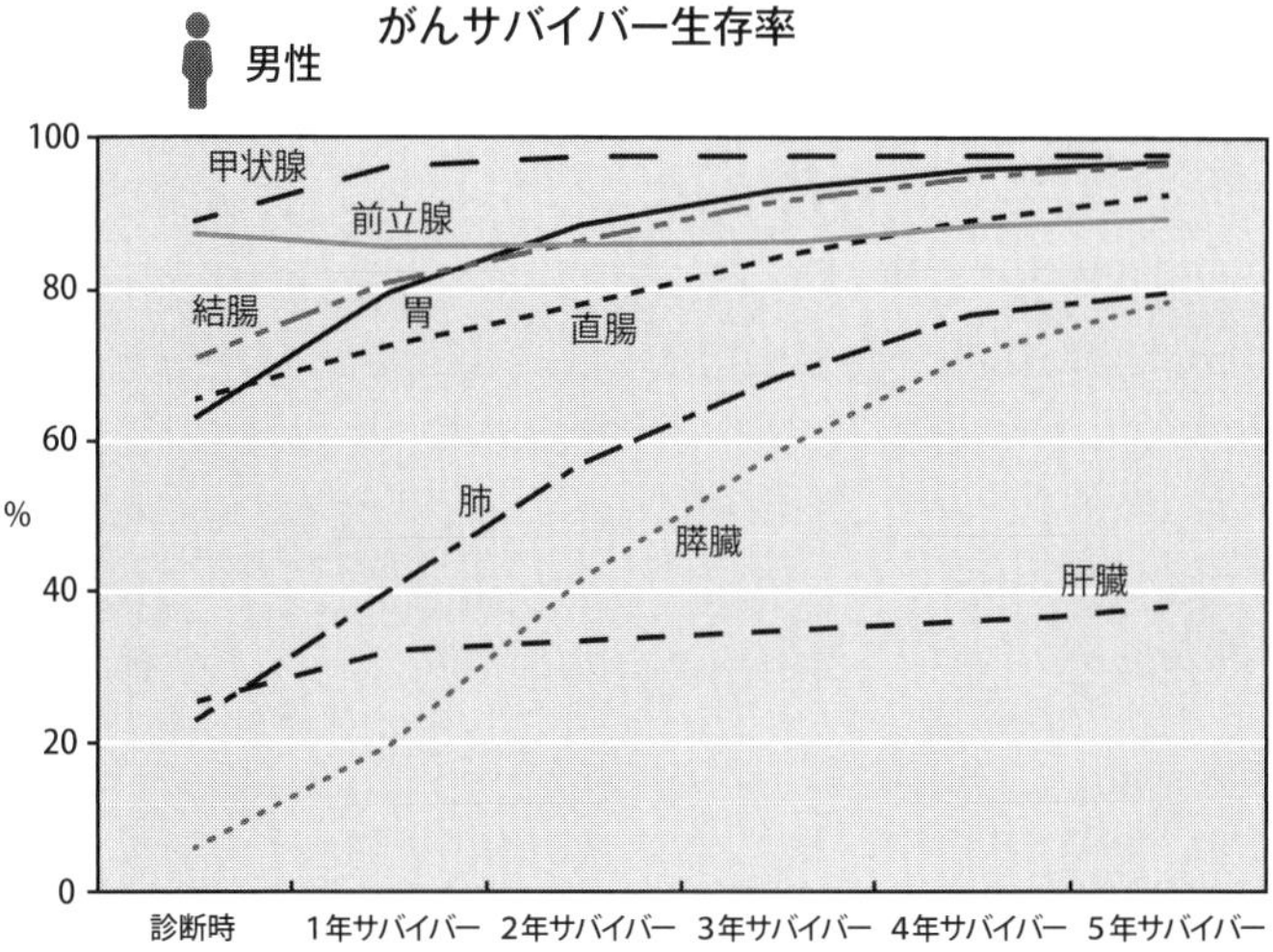

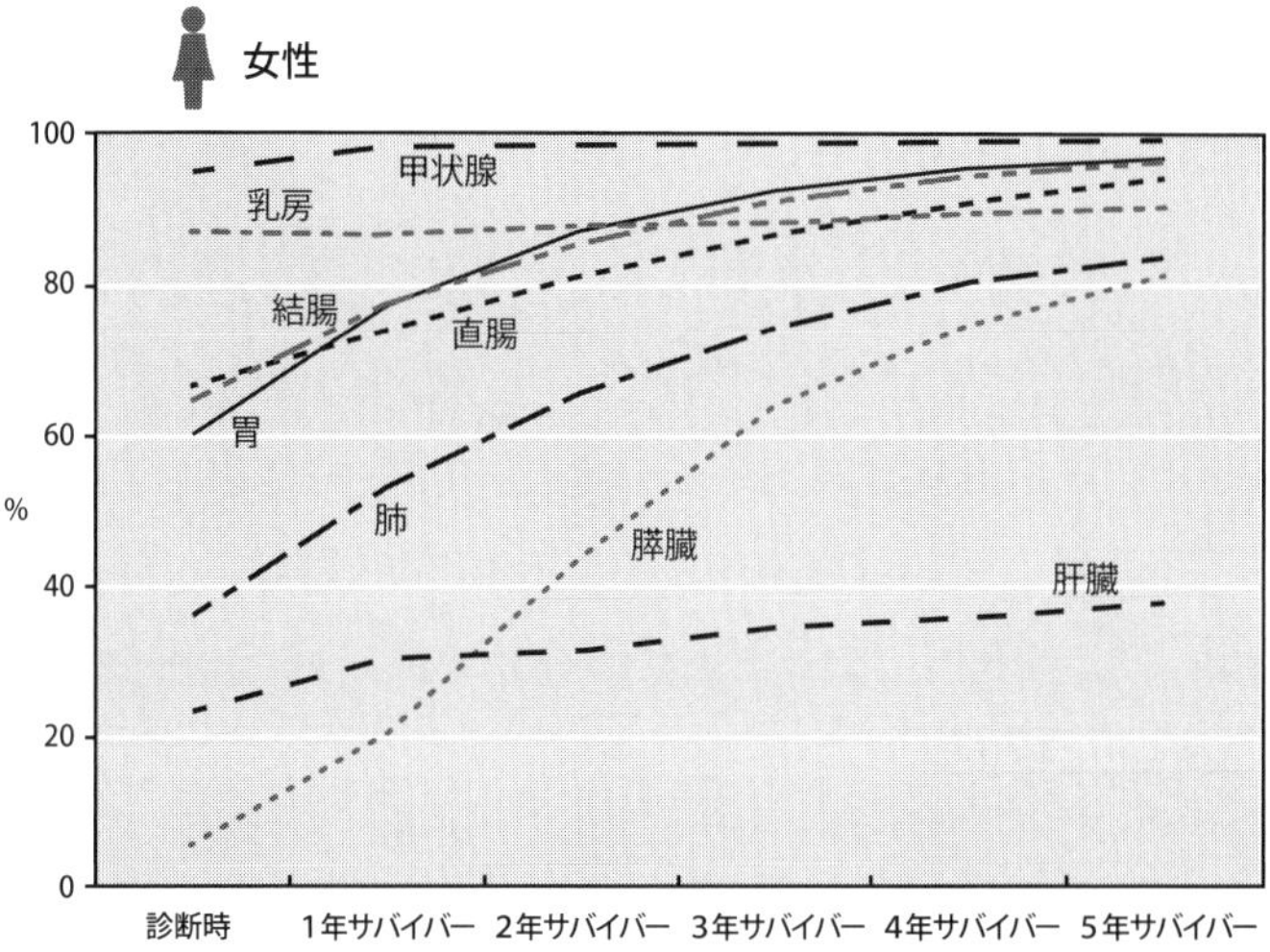

（国立がん研究センターの資料から）

る確率は70％に、5年生存した「5年サバイバー」はそこから5年生存する確率が8割近くに上昇。まさに右肩上がり。長く生きれば、さらに長生きする確率はもっと高くなるというわけです。

少々ややこしいようにも感じます。どうしてそんな面倒な調査をするのでしょう。それはグラフを見ればわかると思います。

もともと生存率の高い前立腺がんや甲状腺がんは横ばいです。ずっと生存しているので変化はあまりありません。

一方、難治性がんといわれるすい臓がんや肺がんのグラフは、はっきりと右肩上がりなのがわかります。特に最も治療が難しいとされるすい臓がんの生存率の上昇は、治りやすいとされる他のがんに迫る勢いです（肝臓は横ばいですが、これはデータの取り方にもよるようです）。

第5章で登場する中島哲郎さん（P211）は、余命一年と宣告を受けたものの、現在4年経過しています。一年経過時点では5年生存率が15％程度でしたが、4年経過した現在、今後の5年生存率は70％と大幅部に上昇しています。日々の積み重ね、ご自身の努力でこのように結果を変えることができるのです。

がんサバイバー生存率と、単なる生存率の違い

このがんサバイバー生存率の調査は、日本の大規模がん患者データベースである地域がん登録の6府県（山形、宮城、福井、新潟、大阪、長崎）の資料を用い、最新のがん症例138万7489件から導き出されたデータです。それによるとがん患者の「サバイバー生存率」は、年々改善することがわかりました。これは驚くべき事実です。

一方で、一般的に知られている5生存率、10年生存率は過去だけを見たデータです。いわば「済んでしまったこと」を数値化して整理しているだけ。今、がんと闘っているがん患者さんにとって、全く参考になりません。

「生存率があと〇年と言われても、だから私にどうしろと言うのか。がんばればもっと長生き出来るというデータもないし、希望も感じない」

というのが患者さんサイドの感想です。

そもそも従来の5年生存率、10年生存率とは、治ろうとしているがん患者に、「あなたのがんだと余命はあと○年ですよ」と言っているようなもの。患者さん個人に対して、医師がひざを突き合わせて説明するならまだしも、「ざっくり平均して余命はこんなもの」と言い捨てているのと同じではないでしょうか。

その患者さんがまだ30代だったらどうでしょう。あと10年生きてもまだ40代です。少しもうれしくありません。

こうしたデータは「これだけ寿命を延ばした」「優れた医療の成果だ」といった医療サイドの自慢話のようなものです。

生き抜くことで再発しにくくなり、治癒への道が開ける

一方、がんサバイバー生存率は、従来の生存率調査と同様、膨大な事実に基づいていますが、明日につながっています。難治性のがんでも、治療を1つ乗り越えた人は、その後の生存率がグンと高まることがわかります。

生存率は変化していくのです。それを目に見えるかたちにしたのががんサバイバー生存率です。

例えばある胃がんの患者さんの5年生存率は、診断当初70％くらいだったとします。その後、治療が順調で5年が過ぎたとすれば、その時点で今度は生存率が95％を超えます。治癒は目前という状況です。

がんの生存率が伸びるとはどういうことでしょう。診断後、治療を経て1年、2年と山を越えると、再発や転移などのリスクが下がっていくことを意味しているのです。これは非常に興味深い事実です。

再発や転移は、がん治療にとって最も厳しい展開です。しかし、治療がうまくいって、患者さんの免疫力がしっかりしてきたからこそ、再発や転移がなくなっていくのだと考えられます。その陰には、患者さん自身が自助努力を重ね、自らの免疫力を高めてきたことがあるからではないかと思います。

繰り返しますが、がん治療を乗り越えて時間がたつとがんの生存率が上がってきます。そうしてその先には治癒というゴールも見えてきます。

全国がん患者団体連合会と日本がん登録協議会が作るJ-CIP（Japan Cancer Information Partnership）が運営するサイトで、がんの種類別のサバイバー生存率を確かめることができます。ぜひアクセスしてみていただきたいと思います。

変化し、年々上がるがんサバイバー生存率

もう少しがんサバイバー生存率について詳しく見ていきましょう。

がん患者さんの生存率、特にがんサバイバー生存率の伸びは目を見張るものがあります。前述のサバイバーの診断1年後と5年後のサバイバー生存率を、がんの種類ごとに記述してみましょう。

すい臓がん　1年後44・2％ ⬇ 5年後 86・3％

胆のうがん　1年後50・2％ ⬇ 5年後 95・3％

肝内胆管がん　1年後50・8％ ⬇ 5年後 87・4％

非小細胞肺がん　1年後73・3％　⬇　5年後　94・1％
食道がん　1年後74・6％　⬇　5年後　94・6％

難治性のがんを選んでみましたが、5年サバイバーの5年生存率はかなり優秀だと言っていいのではないでしょうか。そしてこの数字が、今日のがん患者さんの実像ではないかと思われます。

今日、がんと診断されても、それが運悪く発見が遅くても、適切な治療と適切な対策を重ねていけば、生存率は着実に上がっていきます。それを5年続ければ、治癒への道は開かれます。5年なんて、すぐです。

がん治療はどこが変わったのか

がんの生存率向上、特にがんサバイバーの生存率向上の背景には、やはり医学の進歩、治療技術の向上があります。標準治療の「手術」「抗がん剤」「放射線」、いわゆる

3大療法のいずれもが、今、新たな展開を迎えています。

中でも免疫チェックポイント阻害剤の登場は、これまでの薬物療法（化学療法）の位置を大きく変えたといっても過言ではありません。新しい薬、新しい治療法が加わっただけでなく、「手術」「抗がん剤」「放射線」などを様々に組み合わせて行う集学的治療が、大きな相乗効果を生み出しているのです。

がん治療の方向性も変わりつつあります。

がんという敵を、何が何でも、一刻も早く体から排除してしまおう。1ミリたりともがんのかけらを残すことなく、根こそぎやっつけてしまおう。そのためには患者さんも苦しい治療に耐えなければならない。耐えるのが当たり前だ。

以前はがん治療にはそうした厳しい側面がありました。

今は全く違います。すぐ手術が出来ない大きさなら、がんを小さくして、取れるようなら取って、それでも取れないなら症状はしっかり抑えつつしばらく様子を見よう。がんを取ることが最優先課題なのではなく、患者さんのＱＯＬ（生活の質）を最も重視した治療が行われるようになってきたのです。がんをおとなしく休眠させて、患者さんが通常の生活をおくれるようにする場合もあります（がん休眠療法など）。治療法の進歩の中身も、患者さんのＱＯＬを損なわないことが重視されています。

そうした方向に進める方が、結果としてがんを退け、無理なく健康を取り戻す人を増やしているのです。

免疫チェックポイント阻害剤とは

免疫チェックポイント阻害剤が日本の医療現場に登場したのは２０１４年。その基礎研究で京都大学の本庶《ほんじょ》佑《たすく》博士らがノーベル医学生理学賞を取ったのが２０１８年のことです。

この世界的な栄光をバネに、免疫チェックポイント阻害剤は医療現場でも脚光を浴び、がん治療薬として広く認められるようになりました。今やこの薬は、がん治療の主軸の１つになりつつあると言ってもいいでしょう。

日本で承認された最初の薬はニボルマブ。その後、続々と同様の免疫チェックポイント阻害剤が登場しました。ニボルマブの商品名はご存知オプジーボです。

この薬のメカニズムは従来の抗がん剤と全く異なります。

まず、がん細胞は、発生した場所で次第に大きくなっていきますが、免疫細胞もがんの存在に気付いて攻撃をしかけています。するとがん細胞は、様々な手を使って免疫細胞の追跡や攻撃をかわすようになります。その「攻撃をかわす」方法の1つが免疫細胞の攻撃にブレーキをかけることです。このブレーキこそ免疫チェックポイントです。まるでがん細胞が、自ら腕を伸ばして免疫細胞の（攻撃する）腕をガッチリ押さえ込んでいるかのようです。

免疫チェックポイント阻害剤は、このがん細胞がかけたブレーキ（免疫チェックポイント）をはずす薬。ブレーキがはずれた免疫細胞は、本来の力を発揮して、がん細胞を攻撃しはじめます。

免疫チェックポイント阻害剤においては、がんを攻撃するのは薬ではありません。我々の体にそなわった免疫細胞です。

適用が広がり薬の種類も増えた

２０２２年９月の段階で、通常の保険診療で治療を受けることが出来る免疫チェックポイント阻害剤は６種類です。（　）内は商品名です。

ニボルマブ（オプジーボ）
ペムブロリズマブ（キイトルーダ）
アテゾリズマブ（テセントリク）
デュルバルマブ（イミフィンジ）
アベルマブ（バベンチオ）
イピリムマブ（ヤーボイ）

オプジーボは登場した当時、悪性黒色腫（メラノーマ）の抗がん剤であり、適応されるがんの種類もわずかでした。今日では適用されるのは悪性黒色腫、非小細胞肺がん、悪性胸膜中皮腫、腎細胞がん、ホジキンリンパ腫、頭頸部がん、胃がん、尿路上皮がんなど多種に及び、今後さらに増えていくでしょう。

ただしがんの種類だけでなく、ステージ（病期）によっても使える薬が異なるため、どんな人でも使えるというわけではありません。

あらゆる時期に使える薬に

免疫チェックポイント阻害剤の特徴は、これまでの抗がん剤のようにがんそのものを叩く薬ではないということです。免疫細胞が本来持っている〝がんに対する攻撃力〟を高める薬なので、薬のめざすところはがんではなく免疫細胞です。

がんによって攻撃する腕を押さえられている「細胞傷害性T細胞」を解き放つので、実はがんの種類にはあまり関係がないと言われています。

結果、1種類の薬でたくさんの種類のがんに使用されるようになっており、その適用範囲は増えています。

例えばオプジーボは、現在、当初に決められた悪性黒色腫だけでなく、非小細胞肺がん、腎細胞がん、ホジキンリンパ腫に適用されています。2021年末には原発不明がん（発見された時、複数の臓器にがんがあり、どこが原発＝最初のがんかわからない）への適用が認められました。これからも様々ながんへの適用が進むと言われています。

がんの種類だけではありません。免疫チェックポイント阻害剤は、これまで、使用条件として主に再発、転移、切除不能ながんを対象にしてきました。従来の治療がうまくいかなかった場合に限って使われてきたわけです。

本書第5章で取材した患者さんの中にも、いくつか抗がん剤治療を行った後、「試してみますか」といったニュアンスで医師に紹介され、免疫チェックポイント阻害剤を使った方がおられます。

しかし医療現場からは、これまでの経緯から、もっと様々な時期に使えるようにしたいという意見が多数上がってきました。

例えば手術前にがんを小さくするために、あるいは手術後に、どこかに隠れている小さながん細胞をやっつけるために。臨床試験ではよい結果が多数出ており、今後はあらゆる時期に使える薬を目指す展開になるとみられています。

副作用は「免疫の暴走」で起こる

ただし免疫チェックポイント阻害剤に副作用がないわけではありません。

この薬は、免疫細胞にかけられたブレーキ（チェックポイント）をはずす薬です。ブレーキが解除された場合に、副作用として免疫細胞が全身の様々な臓器に浸潤して免疫反応（攻撃）を起こす場合があるのです。いわばブレーキのはずれた免疫細胞が暴走し、自己免疫疾患のような症状を起こします。

症状の軽重はあっても、これは多くの免疫療法に共通する副作用といっていいでしょう。

副作用が起こりうる場所は皮膚、消化器系、内分泌系、神経系など、全身のあらゆる臓器、組織です。多くは炎症性のものです。これまで公表されているのは間質性肺炎、重症筋無力症、心筋炎、筋炎、横紋筋融解症、大腸炎など広範囲です。

こうした症状は治療が終わってすぐ起こるとは限らず、1～2か月たってから起こる場合もあるようです。そうなるとこうした症状の原因が免疫チェックポイント阻害剤なのか、それ以外の体調不良なのかわからないこともありえます。その点は治療を受ける医療機関で必ず注意されるので、患者さん自身も充分気を付けなければなりません。

第5章で登場する中西俊隆さん（P193）は、キイトルーダ使用後しばらくしてから激しい副作用に襲われました。適切な処置で回復しましたが、その後ご自身の免疫力を上げる努力をされ、現在は食欲もあり元気に過ごされています。

抗がん剤治療は基本的に通院で

かつて抗がん剤は「もろ刃の剣」と呼ばれ、がんを殺すか患者が死ぬか、といったおそろしいイメージがありました。

昔の抗がん剤はがん細胞に対する殺傷力が強い反面、健康な細胞も殺してしまう。だから激しい副作用を乗り越えなければ、がんをやっつけることは出来ない、という説が、決して大げさではありませんでした。

今日、抗がん剤の進歩、及び副作用対策の充実で、副作用に苦しめられるような治療はかなり減ってきたようです。最近は入院の必要もなくなり、通院で注射や点滴、あるいは自宅での飲み薬の服用など、負担の少ないものに変わっています。

もちろん中にはかなりつらい治療もあります。白血病や悪性リンパ腫などの血液がんの場合、無菌室に長期間入院し、抗がん剤を大量投与する治療が行われることが少なくありません。

東京オリンピックに奇跡の出場をはたした水泳の池江璃花子選手は、急性リンパ性白血病を発症し、長期間、無菌室での抗がん剤治療を受けました。その時のつらさを「思っていたより、数十倍、数百倍、数千倍しんどいです。」とTwitterに投稿。日本だけでなく世界中が驚き、巷《ちまた》には同情と励ましのメッセージがあふれました。

また、第5章で登場する上野直美さん（P222）は、乳がん手術後の抗がん剤治療が体に合わず、中断しました。その後代替手段としてキシロフコ・グリクロナンが含有されたサプリメントを飲み、現在も元気に過ごされています。

新しいがん治療の可能性
実用化が始まる光免疫療法

がん治療には、新しい波が続々と押し寄せています。中でも期待が膨らんでいるのが光免疫療法。最近はアルミノックス治療という名称で、一部のがんで保険適用になりました。国立がん研究センター他、日本各地に治療可能な施設が増えています。

この治療に使われるのは、がん細胞のみに付着するように開発された薬剤（光に反応する）。これを患者に投与し、薬ががんに付着した後、がんの部位に特定の波長の光を照射します。するとそれまでは全く無反応だった薬剤は、光に反応してがん細胞を破壊します。

この時使われる光は2種類あって、1つはレーザー光線、もう1つは近赤外線。近赤外線はテレビのリモコンに使われるような弱い光で、熱もなく薬剤のスイッチをオンにするだけの働きをします。

ただ近赤外線では皮膚のごく浅い箇所にしか届かないため、レーザー光線を使う場合もあるようです。ある程度深い場所に照射した場合、やけどや出血などの副作用が出る場合もあるので、そこはその時々の判断です。

以前、国立がん研究センター東病院で行われた臨床試験では、第Ⅰ相試験での奏効率は66・7％（3例中、部分奏効2例）。海外での第1段階の試験（30例に対して13例が効果あり）での奏効率は43・3％（完全奏効13・3％、部分奏効30・0％）でした。

ただしこの治療を受けられるのは頭頸部、つまり首より上のがん。喉頭がん、咽頭がんなどで、手術が不可能、あるいは再発のケースです。手術、化学療法、放射線治療ができる人は、そちらが優先となります。

いずれはあらゆるがんに適用

光免疫療法を開発したのは日本人医師の小林久隆氏です。氏はアメリカの国立衛生研究所（ＮＩＨ）で主任研究員を務めていた時に、この治療法を考案、世界にさきがけ日本で治療をスタートさせました。

この治療法のユニークなところは、がん細胞が破壊されて終わりではないことです。まず破壊されたがん細胞からは、その中身が飛び出します。その中身は免疫反応の抗原となり、周囲の免疫細胞が反応して、あらたな攻撃が始まるのです。つまり光免疫療法とは「光」と「免疫細胞」による2段階攻撃を行う治療法になるというわけです。

抗原（がん）を認識した免疫細胞は体内を循環するため、はじめに照射した患部以外に転移したがんにも反応して攻撃すると考えられています。アメリカでのマウスによる実験では、転移したがんも撃退できることが確認されています。

さらに、免疫細胞の攻撃性を抑制してしまう制御性T細胞を標的として光を照射し、がん細胞付近の制抑制T細胞を壊して免疫を活性化する研究も進められています。

この技術を開発した小林博士は、アメリカの試験結果についてかなり満足しているようです。がんにマークをつけて光を照射すると、「あっという間にがんが壊れてしまう。まるでトンカチで潰《つぶ》したよう」と語っています。

いずれはあらゆるがんに使用でき、従来のがん治療よりはるかに効率の良い結果を示せるという光免疫療法。ただこの治療が広く普及するには、専用の機器を備えた施設（現在約60か所で稼働中）と、この技術をマスターした医師や技術者が必要です。

開発者の小林博士は「これまでのがん治療よりはるかにコストが安く、技術も簡単」と述べているので、普及のピッチを上げて進めてほしいものです。

放射線照射が免疫力をよみがえらせる

〝光〟によって活性化される、がんに対する免疫力。これとよく似た原理で注目されているのが、放射線療法と免疫療法の融合といっていい治療法です。

放射線療法は3大療法の1つ。手術同様、患部のみに効果がある局所療法です。ところがこの治療が、照射したがん患部だけでなく、それ以外のがん、例えば遠隔転移したがんにも効果を発揮することが明らかになってきました。

宇都宮セントラルクリニック理事の佐藤俊彦医師は、放射線専門医として、これまで進行がんの患者を数多く救ってこられました。ご自身も30代の頃、甲状腺がんのステージ3と診断され、治療を受けて生還したがんサバイバーでもあります。

佐藤医師の患者で、例えば肺がんでステージ4、骨転移のある患者の肺に放射線治療を行ったところ、肺のがんだけでなく放射線の当たっていない転移した骨のがんも縮小。治癒への道が開けたとのことです。

破壊されたがん細胞が離れた場所の免疫反応を活性化する

放射線をがん細胞に照射すると、破壊されたがん細胞から漏れ出た組織が抗原となって、がんを攻撃する免疫細胞を活性化します。免疫細胞は体内を移動しており、また他の免疫細胞と連携しているので、放射線治療を行った患部から離れた未治療のがんにも反応するというわけです。最初の一撃は放射線ですが、次は免疫細胞による一撃。まさに光免疫療法と同じ原理です。

破壊されたがん細胞が抗原となって、免疫細胞を活性化する。この現象自体は数十年前から認められてきましたが、注目されるようになったのは最近のこと。治療法として確立されたのはここ数年のことです。

この放射線療法と併用することで、さらなる効果を引き出すのが免疫チェックポイント阻害剤です。ご存知のようにこの薬は、がんが免疫細胞の攻撃をかわすためにかけているブレーキを外す薬です。「放射線＋免疫チェックポイント阻害剤」の組み合わせによって、免疫細胞の攻撃はより強力になり、未治療のがんをやっつける可能性が高まったのです。

新たな集学的治療の可能性

ただし今のところ、どんながんでも治療が可能というわけではありません。実施している医療機関は限られています。

放射線療法による免疫活性化療法は、これからさらに研究が進み、新たな展開が期待される治療です。

また「放射線＋免疫チェックポイント阻害剤」の治療対象として認められているのは肺がんと皮膚がんの一種メラノーマです。いずれも手術や抗がん剤では効果が望めない場合に限り採用されます。

これまでの研究では、放射線照射したがんとはかなり離れた場所、例えば放射線照射が肺であっても、脳に転移したがんに対する効果があった例がありました。

この治療法が一般的になるには、もう少し時間がかかるかもしれません。

がんのゲノム治療って何？

がんは遺伝子の病気です。そのため同じがんでも一人ひとり状態が異なり、同じ薬が他の人に効くとは限りません。

遺伝子全体の情報をゲノムといいます。ゲノム治療とは、遺伝子全体の情報を基にした治療であり、一人ひとり違う遺伝情報に合わせた治療を行うことを意味します。この治療では、まずその人のがんの遺伝子を調べ、変異した遺伝子を突き止めます。それから個々の遺伝子に適した薬を選択するので、ハズレが少なく、より適した治療が可能になります。この場合に使われる抗がん剤は分子標的薬です。

遺伝子を調べるというと、以前は気の遠くなるような時間と手間が必要でしたが、今日、次世代シーケンサーという装置が導入され、驚異的なスピードで遺伝子解析ができるようになりました。これにより分子標的薬の選択にかかる時間が、以前よりはるかに短縮されたようです。

遺伝子解析の次は遺伝情報に適した薬の開発

ただし遺伝子変異がみつかっても、使用できる薬がない場合もあります。自分に合う薬にたどりつけるのは、検査した人の1～2割とも言われています。

また遺伝子検査は、保険適用になりましたが、それでもかなり高額です。がんばって遺伝子検査をしたのに適した薬がない、という人も多いわけです。

以前の抗がん剤の場合、使ってみなければ効果のあるなしがわかりませんでした。効果がないだけでなく、副作用によって苦しい思いをする人もたくさんいました。その点では、事前検査で効果の有無が予想できるのは画期的だと言えます。効かないのがわかっている薬を使わなくて済むのは、間違いなく大きなメリットです。

この治療に合わせて、遺伝子の特定変異をターゲットにした医薬品開発も盛んになってきました。次々と新たな薬剤が登場しており、有効性は日に日に向上していると言えます。

厚生労働省が指定するがんゲノム治療ができる病院は、中核拠点病院を含めて全国に234か所（2022年12月1日現在）です。

ウイルスががん細胞だけを破壊する？　がんウイルス療法

がんの新しい治療法はまだあります。中には驚くべき方法があります。それがウイルスを利用してがん細胞だけを破壊する「がんウイルス療法」です。

ウイルスと聞いてギョッとする方もおられるかもしれませんが、この治療法は、今、世界中で研究が盛んになっている期待の分野です。

ウイルスというものは極めて小さく、細菌のような病原体と違って自分の細胞を持っていません。ウイルスだけでは存在することが出来ず、他の生物に感染してその細胞内で増殖するのが特徴です。この性質を利用して考えられたのが「がんウイルス療法」です。

治療に使われるのはもともとは「単純ヘルペスI型」というウイルス。がん細胞の中だけで増殖し、正常な細胞では増えないように遺伝情報を改変します。

このウイルスをがん細胞に感染させると、ウイルスが増殖してがん細胞を破壊、さらに他のがん細胞に感染して破壊を繰り返すことが確かめられています。つまり、ウイルスの増殖力をがん細胞の破壊につなげてがんを治療するのです。

ウイルスによる攻撃＋免疫細胞による攻撃

２０２１年６月、がん治療用ウイルス「テセルパツレブ（商品名デリタクト）」が、悪性神経膠腫《こうしゅ》という脳腫瘍の治療薬として日本で承認されました。

ウイルス療法は他に悪性黒色腫やすい臓がん、スキルス性胃がん等、悪性度の高いがんが治療対象とされ期待が高まっています。手術や放射線、化学療法など従来の治療法とも併用が可能です。

この治療法にも、ヒトのがん免疫を活性化し、ウイルスとは関係なくがんを攻撃する力が高まるという二次的な特長があります。さらに転移や再発にも効果があると考えられ、期待がふくらんでいます。

ただし、他の新しい治療法と同様に、その実施にはしばりがあります。それは、手術や抗がん剤、放射線など初期の標準治療を全て行い、他に打つ手なしとなった人しか治療を受けられないことです。

結果として初期治療のあとに腫瘍が残った人、再発した人しか治療ができないという状況に至り、もどかしさが募《つの》ります。

臨床試験では、悪性神経膠腫の中でも最も悪性度の高い膠芽腫《こうがしゅ》（残存・再発）を対象とし、従来治療の1年生存率約15％が、その5倍以上の84％に向上しました。副作用も軽いとされています。

いずれはがん治療の選択肢の中に、早いうちからこの治療法が含まれるようになるとみられています。

新治療法は免疫を活性化し併用治療も

この治療法のメリットは、前述のようにがん細胞だけを狙い撃ちにして攻撃出来ること。他の正常な細胞には影響しないので副作用が少なく、安全性が高いこと。そして他の新しい治療法と同様、免疫力を高めて、狙った箇所以外のがんも攻撃できるという点です。免疫チェックポイント阻害剤との併用も可能です。

２０２２年９月の段階でこの治療が受けられるのは、東京大学医科学研究所附属病院のみ。一定の効果や安全性が確認され、保険適用になっています。

がんのウイルス療法は２０１５年のアメリカでの承認を皮切りに、世界中で研究・開発競争が激化しています。これまで１００を超える臨床試験が行われており、今後はさらに新しいウイルスが作られ、治療対象も広がっていくと考えられています。

免疫細胞をがん攻撃戦士に遺伝子改変？ CAR-T細胞療法

CAR-T細胞療法は、患者さんの免疫細胞をパワーアップして体に戻し、がんを攻撃する免疫療法です。

この治療法では、最初に患者さんの血液から、がんやウイルスを攻撃するキラーT

細胞を採取。遺伝子操作によって、がんを識別する能力と攻撃する能力の2つを強化した特殊なT細胞（CAR－T細胞）に作り変え、再び患者さんの体に戻します。まるでアニメに出てくるサイボーグ戦士のようですが、実際に先端的な医学の世界で行われている方法です。

投与されたCAR－T細胞は、患者さんの体内で増殖してがん細胞への攻撃を続けるので、治療は1回の投与で終了です。

この治療の対象になるのは、他に治療法が見当たらない難治性のリンパ腫や白血病、多発性骨髄腫の一部などの血液がんの患者さんです。ただし同じ病気でも、がん化した細胞の種類などで治療出来ない場合もあるようです。

これまで治療を受けた人の半数前後の患者さんに、がんの縮小やがん化した血液細胞の減少がみられました。白血病で7～8割、悪性リンパ腫で5～7割程度の患者さんにがんの縮小やがん化した血液細胞の減少がみられているので、奏効率としてはかなり高いと言えるでしょう。

副作用は、免疫細胞の暴走で、CAR－T細胞ががん細胞だけでなく自身の他の組織を攻撃して傷つけてしまうことがあります。これをサイトカインストーム、あるいはサイトカイン放出症候群といいます。ただ近年、副作用対策については進歩して、かなり安全に出来るようになりました。

血液がんのつらい治療を過去のものに

白血病などの血液がんは、今までは大量の抗がん剤でがん化した血液細胞を全部壊し、ゼロにしようという治療法でした。それで治る人もいましたが、隔離された状態での治療は心身に大きな苦痛をもたらしていました。

そこで他の人の力を借りる形で骨髄移植や臍帯血《さいたいけつ》移植が行われてきましたが、それも副作用は尋常ではありませんでした。

それがＣＡＲ‐Ｔ細胞療法の登場で大きく変わりました。自分の免疫細胞によって、自身の免疫力によってがんをやっつけることが出来るようになったのです。

今のところ、この治療が受けられる人は限られていますが、実際に行った場合の成功率は前述のように高くなっています。

もともとはアメリカで開発された治療法で、日本でも導入されたはじめの頃は費用や副作用の問題の方がクローズアップされていました。

この治療が始まったのが2019年ですので、わずか2〜3年で飛躍的な普及に至っています。

希望する人が全員この治療法を受けられるわけではありませんが、適応になるかどうかを含めて検討する価値はあるようです。

P糖タンパク質を排除して抗がん剤の効果を高める

すい臓がんは自覚症状が乏《とぼ》しく、発見が遅れて治療が難しくなるとされています。もう1つ困った性質として、抗がん剤が効きにくいことが知られています。

なぜ抗がん剤が効きにくいのでしょう。すい臓がんは、抗がん剤への耐性を持ったタンパク質＝P糖タンパク質が増えやすい性質があるからです。

本来、P糖タンパク質は、細胞毒性のある物質を排除して組織を守る働きをします。腸や肺、腎臓の尿細管、血液脳関門などで発見されており、我々の体を有毒なものから守っている心強いタンパク質です。ところがそれが抗がん剤（細胞毒性がある）にも作用し、その働きを弱めてしまうのです。

そこで抗がん剤治療の前後にP糖タンパク質を阻害する薬を投与することで、抗がん剤の効き目を高めようとする治療法が考え出されました。それが耐性克服化学療法です。

きめ細やかな対応が治療を成功に導く

この治療を行っているのは、兵庫県西宮市にある明和病院の腫瘍内科部長・園田隆医師です。園田医師は数百人のがん患者の治療にP糖タンパク阻害剤を導入し、進行がん、末期がんから多くの患者の命を救っています。

園田医師の治療でステージⅣからの回復を遂げたある男性の場合、このP糖タンパク阻害剤によって抗がん剤がよく効くようになりました。加えて抗がん剤が確実に患部に届くように、がんに近いところに薬を静脈に入れるためのポートを埋め込んで薬を投与。抗がん剤の量やタイミングもセオリー通りではなく、園田医師が男性の状態を逐一チェックして変えていきました。こうした工夫によって、抗がん剤をギリギリの上限まで投与できるといいます。

こうしたきめ細かい、患者一人ひとりの病状に応じた治療法によって、かなり進行したがんも回復、治癒につなげることが可能になるようです。

進歩し使用が広がるロボット手術

がんのロボット手術は2000年頃、前立腺がんの手術に導入されて話題になりました。ロボットといってもヒト型のそれではなく、巨大な腕を持つクモのような機械で、アームや操縦席、カメラなど複数の機械で出来た医療システムです。

手術の全てがロボット任せであれば、「万一事故が起きたら誰が助けてくれるのか、機械の誤作動はないのか」と心配になりますが、事故は、人が行う手術よりはるかに少ないとされています。

ロボット手術と言っても、実際には人間が操縦席に座って操作しているので、手術をしているのはあくまで人間です。患者さんの状態は全て医療者が観察しながら手術が進むので、ロボット任せではありません。

ロボット操作で行う手術は、第一に施術を行う人が座っていられるので疲れにくいこと。そのため疲労やストレスからくるミスが減り、均質で、より正確な手術が可能になったとされています。

もちろんこれまで、ミスやトラブルがないわけではありません。特にロボットの指先には人間ほどは触感がないため、操作している術者に「手術している臓器の感触」がわかりにくいといいます。そのためどれほどよく見えて、どれほど細かく動いても、人による手術とは違ったミスが起こりやすいようです。

実際に手術を受ける場合は、ロボット手術しか選べないわけではありません。ロボットに不安があって、人による手術がよければ、そのように依頼すればよいでしょう。

保険適用拡大でロボットは手術はさらに増加

ロボット手術が健康保険の適用となるのは、前立腺がん、腎臓がん、胃がん、食道がん、すい臓がん、直腸がん、膀胱がん、肺がん、子宮体がん、結腸がん、縦隔悪性腫瘍など。他に子宮筋腫、心臓弁膜症、縦隔良性腫瘍など、がん以外の手術にも適用になっています。

近年は、術者が離れた場所からロボットを使って行う遠隔操作手術（オンライン手術）の実証実験も行われるようになり、やがてはＡＩとロボットだけで、難しい手術でも行われるようになると言われています。

今はまだロボット手術と聞くと「大丈夫かな」と感じる向きもあるでしょうが、施設によっては前立腺がん手術は全てロボット手術というところもあります。今後、ロボット手術の保険適用拡大によりさらに普及が加速し、泌尿器科領域ではほとんどの手術は数年でロボット手術に移行するという予想もされています。２０２１年以降は国産ロボットも登場し、臨床現場で活躍しています。今後はＡＩの導入や遠隔操作による手術などが一般的になるでしょう。

がんに限らず、医療の一角は全く別次元の世界に移行しつつあるようです。

エビデンスの充実したサプリメントで治療効果を高める

免疫チェックポイント阻害剤、光免疫療法、放射線免疫療法、ゲノム治療、がんウイルス療法、CAR-T細胞療法、ロボット手術……。がんの治療法は日進月歩です。新しい治療法が次々に登場し、多くの命が助かる時代がやってきたと言えるでしょう。

これからは標準治療を基本として、さらにどうやってがんを治すかを考える時代になったと言えるかもしれません。QOLを重視し、不要な治療を省き、効率の良いがん治療が求められます。その患者さんに最も適した治療法は何か。〝おまかせ〟ではなく、患者さん自身も考え、選択する機会が増えていくでしょう。

サプリメントも同様です。科学的検証を重ね、エビデンスの充実したサプリメントを使うことで、がん治療の効果をより高めることが可能になります。現在進行中の治療だけではなく、治療後の回復、ＱＯＬの向上、そして再発の予防など、今日のサプリメントには求められるものがたくさんあります。

本書でご紹介するキシロフコ・グリクロナンという成分も、がん治療の効果に対する働きなど多方面から科学的検証を重ね、充実したエビデンスを備えています。例えば食事や運動、睡眠や休息など患者さん自身が出来ることの1つに、キシロフコ・グリクロナンのような信頼できる成分の摂取を加えることは大いに有用だと言えるでしょう。

次章では、今注目を集めるキシロフコ・グリクロナンという海藻由来の成分を詳しく検証していきます。

第2章

キシロフコ・グリクロナンとは何か

がんを退ける免疫の力

前章では、日本のがんの現状とがん治療についてご紹介しました。今、新しいがんの治療法が次々に登場して成果を上げています。治療を重ねることで生存率がグンと伸びる「がんサバイバー生存率」という新しいデータも出てきました。

治療に関する考え方も変わり、何が何でもがんを根こそぎ取り除いて1分1秒でも早くがんを消滅させるのではなく、患者さんのQOLを最大限重視する方法に大きく変化しています。

こうした傾向は具体的な治療法にも見てとれます。

新しい治療法の多くは、免疫に着目した方法です。我々の体に備わった病気を治す力＝免疫力を高めることでがんをやっつける。従来の、がん細胞と同時に正常な細胞を殺してしまうような治療法ではない、弱体化した免疫の力を奮い立たせる治療法です。

例えば前章で紹介した新しい治療法～免疫チェックポイント阻害剤、光免疫療法、放射線治療による免疫活性化療法、がんウイルス療法、CAR−T細胞療法といった方法は、全て免疫力を高める治療法です。

がんを退けて治癒につなげるには、免疫の力が何より重要。免疫療法は、がん治療の大きな柱になりつつあります。

そして、患者自身の努力が体全体の免疫力を高める上で非常に重要で、結果としての治療成績に大きく影響します。本章では、個人でできる、治療効果を最大にするための取り組みについてご紹介します。

患者自身の試行錯誤が回復につながる

本書の第5章では、がん治療のかたわら、様々な方法を積み重ねてよい経過をとっておられるがん患者の方たちをご紹介しています。一人ひとりがんの種類も違い、経過も異なります。ただ共通しているのは、医療機関での標準治療だけでなく、食事や運動、ライフスタイル等、個々に様々な試行錯誤を重ねていることです。

セカンドオピニオンを活用し、治療法をご自分で決定している方も多くおられました。最初の診断や指示を唯々諾々《いいだくだく》と受け入れるのではなく、情報を集め、治療法を比較し、自身の望む方法、納得のいく治療法を選んでいる方が多いことに驚かされます。

ひょっとすれば、この方たちのように、標準治療だけでなく色々な方法を重ねることが功を奏し、体調が上向き、がんを退けることが出来るのではないか。それが我々の体に備わった、がんをやっつける免疫力を向上させ、回復に向かわせているのではないかと思わずにはいられません。

補完代替療法を試している人も多く、様々なサプリメントが試されていました。がん患者さんの多くがサプリメントを使っていることは、今や常識といっても過言ではないでしょう。

本書でご紹介している人に共通しているのが、ある海藻を原料とするサプリメントです。その成分の名称はキシロフコ・グリクロナンといいます。

この成分がいったいどんなもので、何が回復の手立てとなったのか。それを調べてみると、腑《ふ》に落ちるポイントがいくつもありました。ここでわかっていることを紹介してみましょう。

海藻由来の健康成分

キシロフコ・グリクロナンは、ワカメや昆布などと同じ海藻から抽出される多糖体です。多糖体には色々なタイプがあり、キシロフコ・グリクロナンは海藻類に含まれる健康効果の高い物質に当たります。原材料は、主として北大西洋沿岸に生育する「アスコフィラム・ノドサム」です。

アスコフィラム・ノドサムが身近に生息している欧米の一部の地域では、食品として食べられていました。北欧ではアスコフィラム・ノドサムを乾燥させてお茶として飲んだり、サラダ材料として食べる地域もわずかながらあります。

ただ欧米では、一部の地域を除き、これまで海藻を日常的に食べるという食習慣はありませんでした。最近になってようやく、ミネラル豊富でカロリーがゼロの海藻は、肥満を防止するヘルシーな食材として注目されるようになりました。もともと馴染《なじ》みのある食材ではありませんが、新しい料理の食材というのが海藻です。

海藻を日常的に食べるのはまず日本、そして韓国や中国などごく一部の東アジアの国々です。ご存知のように日本は、伝統的に昆布やワカメ、ノリ、天草《てんぐさ》など様々な海藻をふんだんに料理に用います。おいしいだけでなくミネラルや食物繊維が豊富で健康によいことを、昔から知っていたのでしょう。

最近の研究でわかったのは、日本人は海藻類を消化する酵素や腸内細菌をしっかりと持っているということ。これが欧米人との大きな違いであり、海藻を有効利用する体質、健康食材や薬効を利用する体質に恵まれてい

海草と海藻の違い

海草と海藻は字が違うだけでなく生物学的な分類も異なります。「海草」は植物であり、種で増える種子植物です。代表的な「海草」はアマモやスガモなどであり、英語では sea grass です。

「海藻」は藻類という分類になり胞子で増えます。例えば食用のアオノリ、アサクサノリ、昆布、ワカメ、ヒジキ、モズク、アオサ、天草などは全て「海藻」です。英語では seaweed。つまり我々日本人が食べているのはほぼ全て「海藻」です。

ると言えます。

海藻を日常的に食べる日本人ゆえに、アスコフィラム・ノドサムのような珍しい海藻を研究しようとしたと考えられます。

多糖体って何？

近年、健康によい自然由来の物質で「多糖体」という言葉を耳にします。本書で紹介しているキシロフコ・グリクロナンもその一種です。多糖体とはいったい何なのでしょう。なぜ健康効果があるのでしょうか。

多糖体とは、読んで字のごとし、単糖（ブドウ糖や果糖）がたくさん結合した構造になったものを指します。

「糖」というと砂糖、糖質を連想し、摂《と》りすぎると肥満につながるのではないかと考えてしまいますが、そんなことはありません。確かにデンプンを摂りすぎれば肥満になりかねませんが、それは多糖体の1つのタイプだけです。他にも多種多彩な多糖体があり、健康効果が続々と発表されています。例えば食物繊維は多糖体ですが、肥満解消につながる健康効果は誰もが認めるところです。

多糖体にはデンプンなどの貯蔵多糖体や、ムコ多糖体やヒアルロン酸などの構造多糖体、そして活性多糖体があり、総称して「多糖類」「多糖体」と呼びます。

我々が普通口にするデンプン以外の多糖体はほぼ食物繊維であり、野菜、きのこ類、海藻類などです。他には乳酸菌によって産生される菌体外多糖などがあります。

これまでわかっている多糖体の健康効果は次のようになります。

・免疫賦活《ふかつ》効果
・血糖値の調整
・新陳代謝を正常化
・抗炎症効果、細胞を損傷から保護する
・腸の善玉菌の餌《えさ》となり、善玉菌を活性化

このように並べて見ると、多糖体には我々の健康にとって有益な要素が非常に多いことがわかります。特に抗腫瘍効果は注目が集まっています。

本書で紹介しているキシロフコ・グリクロナンは、新たに効能が認められ、いま最も研究が盛んな多糖体だといえるでしょう。

特殊な海藻「アスコフィラム・ノドサム」

アスコフィラム・ノドサムは褐藻《かっそう》類に分類される海藻の一種です。とても大きな海藻で、成長すると全長2メートルにもなります。大きいだけでなくとても頑丈で、寿命は5年から16年です。昆布やワカメなどは1年から長くても4年なので、アスコフィラム・ノドサムがいかに丈夫で長生きかがわかります。

生息地は北欧など北大西洋沿岸で、水温が0℃～4℃という冷たい海に自生しています。海中だけでなく干潮時には水がなくなっても死なず乾燥に耐え、荒れた海の激流にも耐えて生き抜くタフな性質を持っています。日本人が海

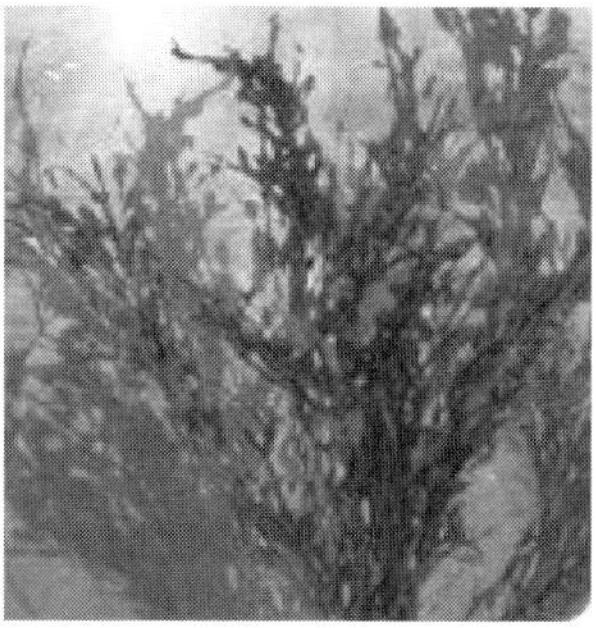

藻と聞いた時にイメージするワカメやコンブとはかなり違い、たくましく強靭《きょうじん》な生物です。

厳しい環境で生き抜く生物は、厳しさに耐えるための独特の性質や成分を備えています。それが今、自然の薬理成分として研究が進んでいるフィトケミカル（ファイトケミカルとも）です。アスコフィラム・ノドサムも、フィトケミカルの一種であるキシロフコ・グリクロナンが注目され、健康素材として注目されているのです。

注目される植物の力「フィトケミカル」

フィトケミカルと呼ばれる物質が持つ薬理効果が注目されています。フィト＝植物、ケミカル＝化学成分という意味で、身近なところでは野菜や果物の色素や香り、辛味、苦味、渋み、えぐみなどに含まれる成分のことです。

そうした成分は、人間にとっては「食べてもおいしくない」「あつかいづらい」などの困った性質であり、あまり価値がないものとして評価されてきませんでした。一見なぜそんなカラフルな色をしているのか、何のためにそうなっているのか（臭い、苦い、辛い、硬い、食感が悪い）か、それほど考えられていなかったからです。

やがてそれが、生物が厳しい自然環境に耐えて生き抜くための重要な戦略であり、貴重な成分であることが、俄然《がぜん》注目され始めました。

例えば紫外線や害虫、害獣、暑さ、寒さなどは、自ら動いて逃げることが出来ない植物にとって恐ろしい敵です。それらから身を守るために植物は、食べてもまずい苦み、辛み、食べにくい硬さ、紫外線から身を守る色などの成分を身に着けたのです。中には味や色だけでなく猛毒を持っていたり、トゲや針で覆われたものもあります。それらの成分を詳しく調べると、強い抗酸化力や抗炎症作用、免疫活性などを発揮するものが少なくありません。

それらの成分＝フィトケミカルは、その生物にとって有効なだけでなく、人間にも有効利用出来るものがたくさんあることがわかってきました。中には植物の毒を応用した抗がん剤（植物性アルカロイド）もあります。

キシロフコ・グリクロナンとは

アスコフィラム・ノドサムも、フィトケミカルとしての注目度が上がっています。従来の海藻の栄養成分といった枠を超え、ヒトの健康に大きな力を発揮することがわかってきました。近年は、免疫賦活作用、抗がん作用、抗炎症作用など病気予防・改善効果が研究され、多くの論文が挙がっています。健康成分であるキシロフコ・グリクロナンの抽出、分離や応用も盛んになってきました。

免疫賦活作用とは何か

キシロフコ・グリクロナンの持つ力は、免疫賦活《ふかつ》作用、血糖値の上昇抑制作用、腸内環境を整える作用、血液の凝固阻止作用、コレステロールの正常化作用など多岐《たき》にわたります。この中で最も注目されているのが免疫賦活作用です。

免疫賦活作用の賦活とは、わかりやすく言えば活性化、活発にすることです。免疫とは、我々の体に備わった、あらゆる病気を免れる、治す、回復させる働きです。その働きを活性化する、活発にするのが免疫賦活作用です。

近年、新型コロナウイルス感染症の大流行で、免疫力とは何なのか、ワクチンとは何か、病気を治す力とはどんな働きをするのか、そのしくみが広く知られるようになりました。

風邪やインフルエンザ、新型コロナウイルスなどの感染症は、外部から侵入する病原体が原因です。いわば外敵であり、これに打ち勝つしくみが免疫です。

しかし免疫は、細菌やウイルスなどの病原体のような外敵だけに作用するわけではありません。体内で発生する病気に対しても同様です。正常な細胞が変化して発症するがんに対しても抑え込む働きを有しています。

本書は、キシロフコ・グリクロナンの持つ免疫賦活作用の中でも、特にがんに対する働きをご紹介しています。

免疫の働きは常に万全ではないために、未知の病原体に負けて感染症になったり、がん細胞の増殖を抑えきれずがんになる場合もあります。しかし体内の免疫システムを強くすることで、様々な病気を防いだり、病気になっても回復して健康をとりもどすことができます。免疫賦活とは、免疫システムを強化し、病気に打ち勝つことです。

がんに対する免疫賦活作用

キシロフコ・グリクロナンに関する研究の一部をご紹介しましょう。

まずは動物実験で、がんマウス（がんを発症させたマウス）に対するキシロフコ・グリクロナン高用量、キシロフコ・グリクロナン低用量の経口投与による抗がん作用の実験です。

がんマウスに対して、通常のエサのみを与えたマウス（対照群）、エサにキシロフコ・グリクロナン高用量を加えて与えたマウス、エサにキシロフコ・グリクロナン低用量を混ぜて与えたマウスのグループの3つに分けて飼育します。

キシロフコ・グリクロナン高用量、キシロフコ・グリクロナン低用量は1日に体重1kgにつき500mgの割合で与えます。その後マウスを解剖し腫瘍の重量、体積、血中サイトカイン濃度を比較したのが次ページのグラフです。

IL-12とは、免疫細胞などががん細胞を攻撃する際に分泌する血中サイトカインの一種です。

次ページのグラフを見るとわかるように、キシロフコ・グリクロナン高用量、キシロフコ・グリクロナン低用量を投与したマウスは、腫瘍の重量、体積がいずれも小さくなりました。また免疫細胞のがんに対する攻撃力の指標と言ってもよいサイトカイン(IL-12)は増加しました。

この実験から、キシロフコ・グリクロナン高用量、キシロフコ・グリクロナン低用量のいずれもが、がん細胞に対する免疫力を高め、がんを(重量、体積ともに)縮小させることが示唆されました。
(注)グラフを見ると、キシロフコ・グリクロナン低容量よりキシロフコ・グリクロナン高容量の方が有効性が高い結果になっています。この試験の結果からも、キシロフコ・グリクロナンに抗がん作用があることが読み取れます。

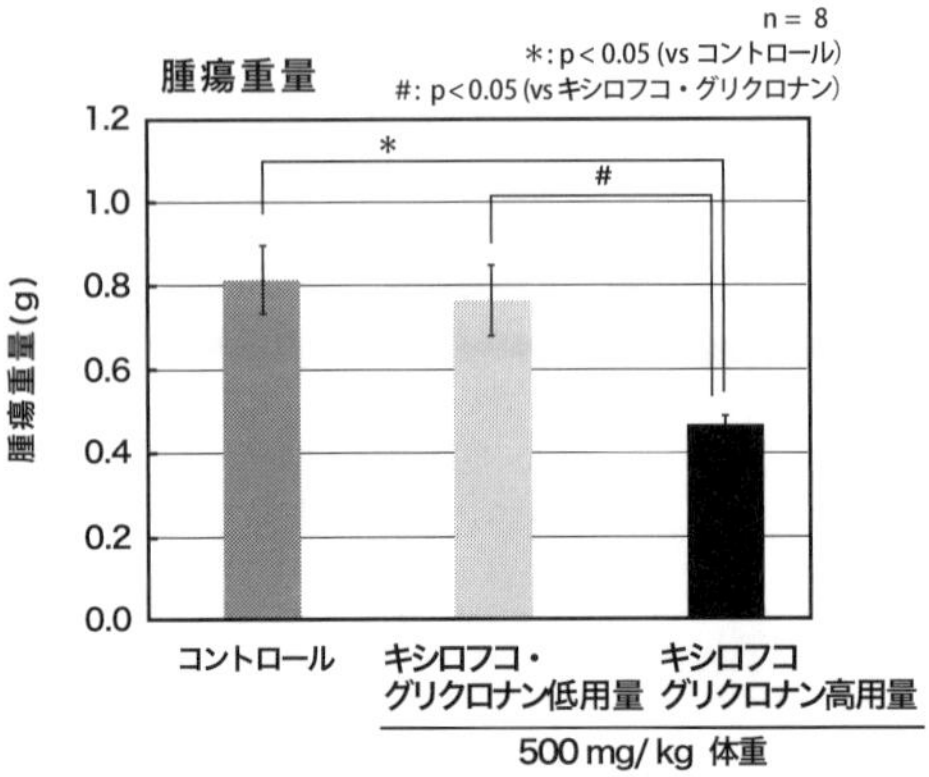
n = 8
＊: p < 0.05 (vs コントロール)
#: p < 0.05 (vs キシロフコ・グリクロナン)
腫瘍重量
腫瘍重量(g)
1.2
1.0
0.8
0.6
0.4
0.2
0.0
＊
#
コントロール
キシロフコ・グリクロナン低用量
キシロフコグリクロナン高用量
500 mg/ kg 体重

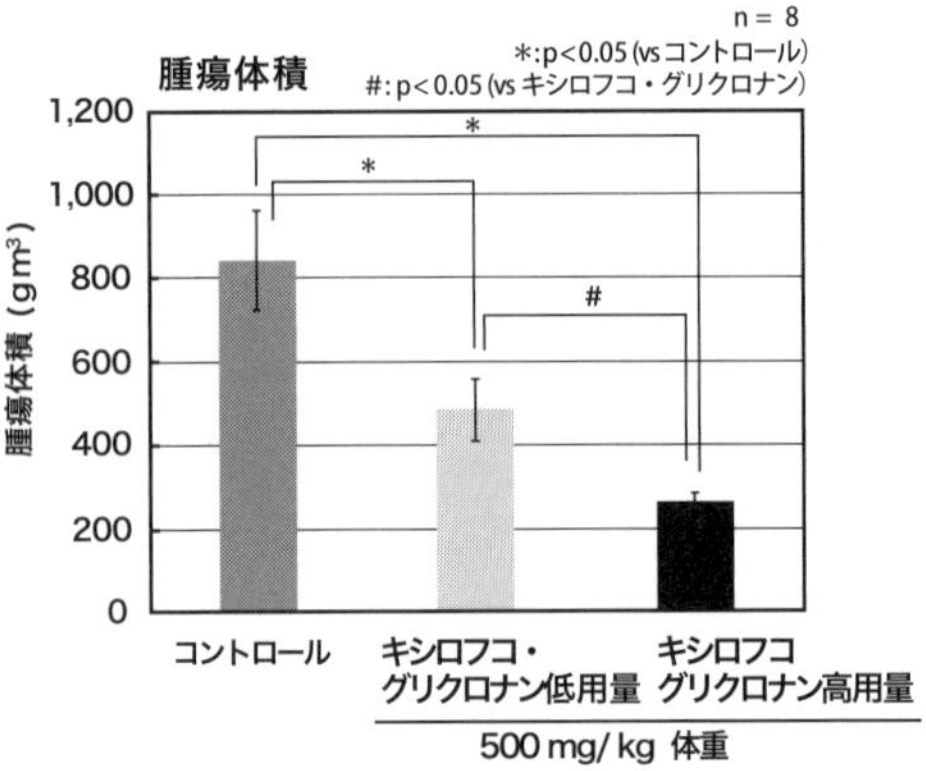
n = 8
＊: p < 0.05 (vs コントロール)
#: p < 0.05 (vs キシロフコ・グリクロナン)
腫瘍体積
腫瘍体積 (gm3)
1,200
1,000
800
600
400
200
0
＊
＊
#
コントロール
キシロフコ・グリクロナン低用量
キシロフコグリクロナン高用量
500 mg/ kg 体重

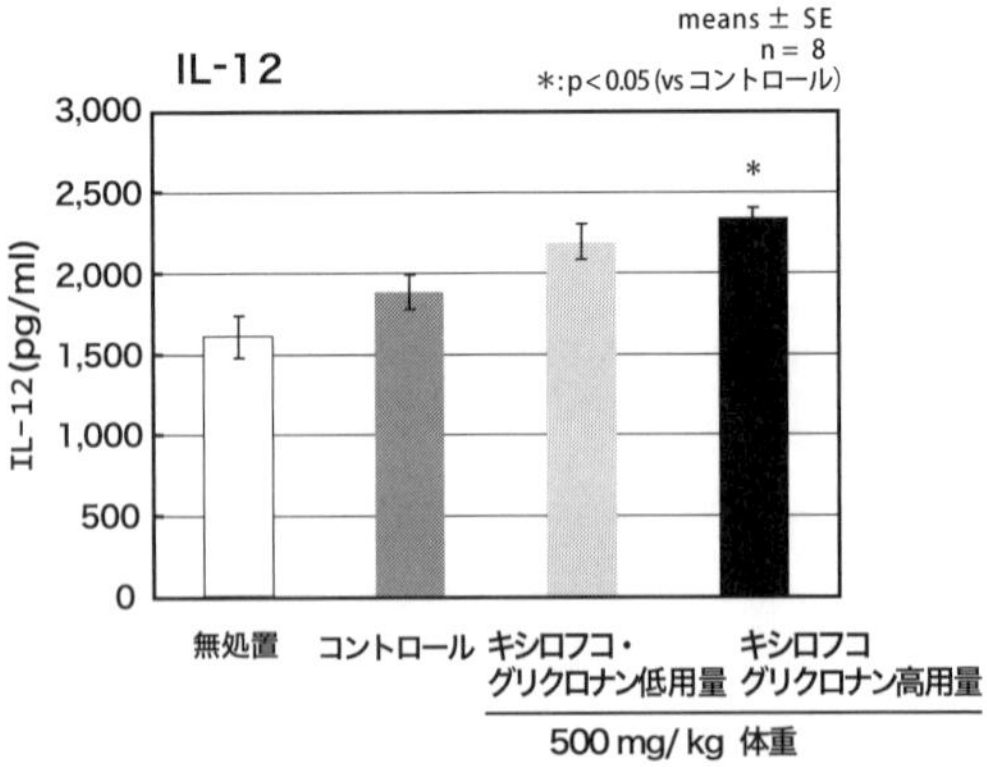
means ± SE
n = 8
＊: p < 0.05 (vs コントロール)
IL-12
IL-12(pg/ml)
3,000
2,500
2,000
1,500
1,000
500
0
＊
無処置
コントロール
キシロフコ・グリクロナン低用量
キシロフコグリクロナン高用量
500 mg/ kg 体重

がん細胞の増殖を抑制

キシロフコ・グリクロナンの試験管での実験も行われています。

試験管にがん細胞（ヒトリンパ腫U937細胞）を入れ、キシロフコ・グリクロナンを添加し、がん細胞の増殖に影響があるかどうか調べました。モズク由来のフコイダンも同様に添加し、キシロフコ・グリクロナンとの比較を行いました。

下のグラフのように、キシロフコ・グリクロナンを添加したがん細胞は、増殖を阻害されていることがわかります。フコイダンと比較しても、圧倒的に高い増殖阻害率を示しま

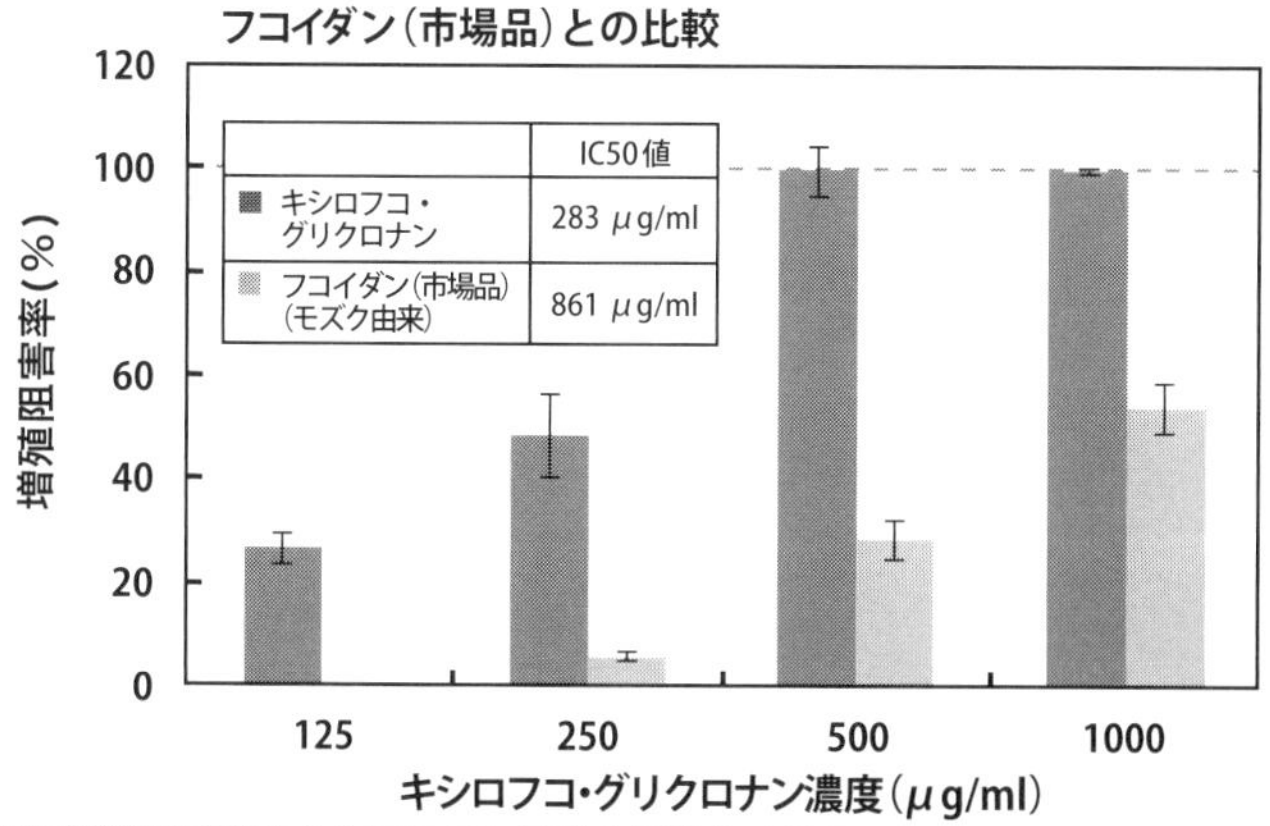

フコイダン（市場品）より高いガン細胞増殖阻害活性

した。

ＩＣ50値（阻害率が50％に達するために必要な量）においても、キシロフコ・グリクロナンは、フコイダンと比較しても非常に小さく、がん細胞の増殖を抑える効果が高いことがわかります。

キシロフコ・グリクロナンとフコイダンは海藻由来の生理活性物質

フコイダンという物質、そしてフコイダンを使ったサプリメントは今日よく知られています。「海藻からとれる健康効果のある物質」というのが一般的な認識でしょう。フコイダンもキシロフコ・グリクロナン同様、海藻由来の生理活性を持つ物質です。コンブ、ワカメ、モズクなど食用の海藻に含まれており、海藻特有のネバネバした性質を持っています。この〝ネバネバ〟成分こそがフコイダンそのものです。

〝ネバネバ〟成分は、柔らかい物質でありながら周囲にへばりつき簡単には拭《ぬぐ》い取れない性質を持っています。海藻の表面を覆い、激しい潮の流れや衝突物で海藻が傷つ

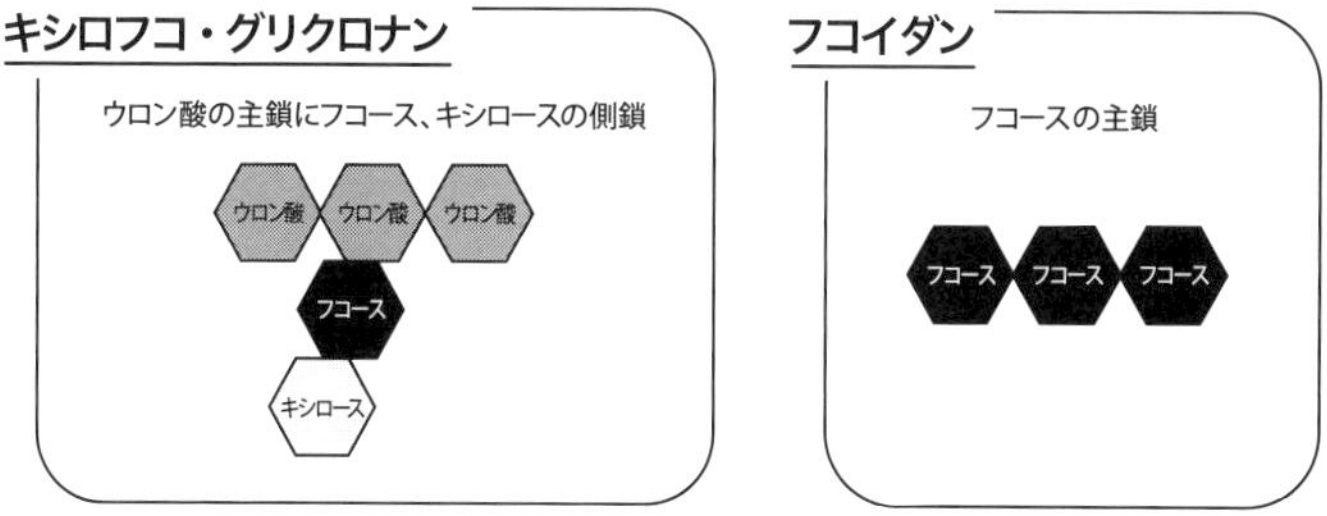

	主な構成糖					ウロン酸	硫酸基
	フコース	キシロース	グルコース	マンノース	ガラクトース		
キシロフコ・グリクロナン	15.5	13.4	0.3	3.4	0.6	21.4	9.6
フコイダン	28.4	4.3	2.0	0.8	5.3	5.8	19.4

かないように守っている成分です。海中の微生物に簡単に食べられないようバリアの役目も果たしています。

またこのネバネバ成分には他の生物が摂取した時に免疫システムを活性化させ、感染症やがんなどの病気から身を守る働きがあることがわかっています。フコイダンより遅れて研究開発が始まったキシロフコ・グリクロナンの〝ネバネバ〟も同じです。ヒトが摂取した時に免疫システムを活性化し、がんや感染症を防ぎ、回復につなげる働きがわかってきました。

ただフコイダンとキシロフコ・グリクロナンは異なる物質ですので、詳しく分析すると、異なる成分や異なる働きを持っていることも確かです。

キシロフコ・グリクロナンとフコイダンの違い

キシロフコ・グリクロナンとフコイダンの組成をみると、フコイダンはその構造がフコースを主にして糖が多数連なっているのに対し、キシロフコ・グリクロナンの構造はやや複雑で、ウロン酸にフコースやキシロースなどが側鎖として付いています。

キシロフコ・グリクロナンもフコイダンもどちらも多糖類と呼ばれる物質であり、ネバネバ成分でもあります。同じような物質ではあるものの性質は微妙に異なり、結果として健康効果にも違いが生じてきます。

フコイダンはワカメ、コンブ、モズクといったおなじみの食用の海藻に含まれているため、その研究は早くから進みました。一方、キシロフコ・グリクロナンの原料はアスコフィラム・ノドサム。日本では生息していない海藻です。しかし調べてみるとその多彩な成分、強力な健康効果が次々と発見され、俄然注目を集めているという状

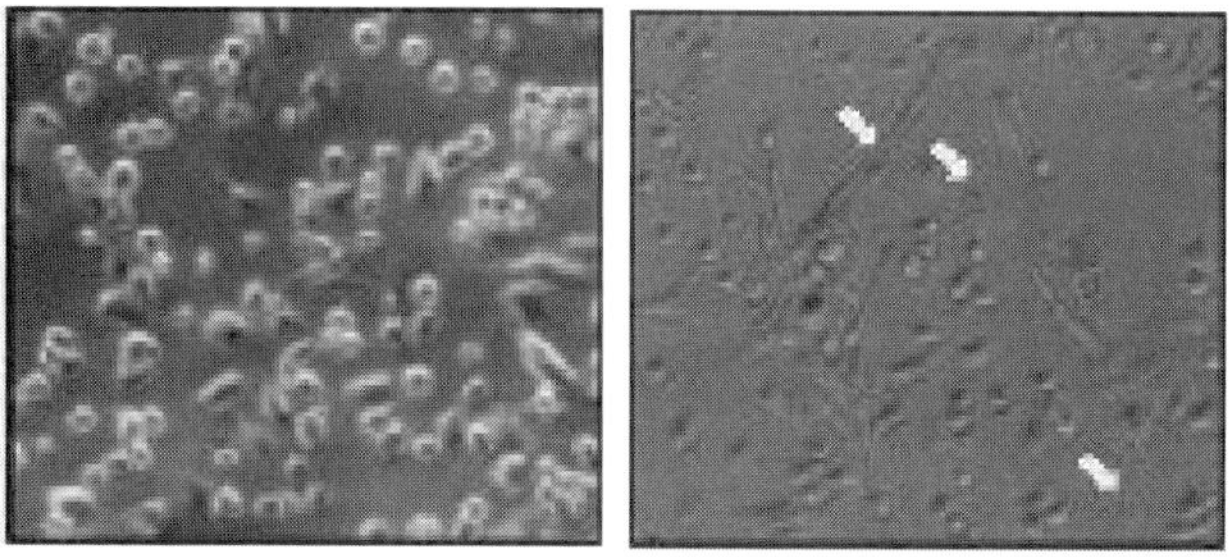

況です。

この海藻は他の栄養成分もビタミンやミネラル分を豊富に含み、昆布と比較しても、カルシウム2倍、鉄分で5倍、ビタミンAが2倍以上、ビタミンEは15倍ときわめて豊かです。

冷たい北大西洋の海で揺らぐ巨大かつ頑丈な海藻には、こうした生物としての力強さがあり、それはヒトにとっても大きな力になることを感じさせます。

本書では、いくつかの実験で、新たな健康成分キシロフコ・グリクロナンの可能性をご理解いただきたいと思います。

免疫細胞における免疫賦活作用

骨髄由来樹状細胞（BMDCs）に対して、キシロフコ・グリクロナンの添加による影響を調べた研究があります。骨髄由来の樹状細胞を2つに分け、一方にはキシロフコ・グリクロナン、もう一方にはＰＢＳ（生理食塩水）を投与し、変化を観察しました。樹状細胞の活性化の指標として細胞の形態を観察した結果、キシロフコ・グリクロナン群では添加から24時間で細胞が突起を伸長させました（前ページ写真）。この他、細胞の表面に現れる抗原などから樹状細胞などの免疫細胞が活性化することを確認しました。

樹状細胞とは

前述の実験に使用した樹状細胞について説明しましょう。

感染症やがんをやっつける免疫システムには、様々な細胞が属しています。それが

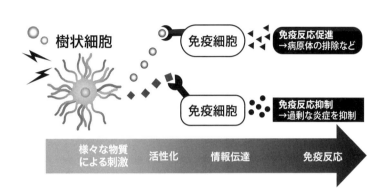

白血球であり、白血球にも色々種類があります。その中に、病原体やがん細胞を発見するとその存在を抗原として他の免疫細胞に知らせる働きをするものがおり、これを抗原提示細胞と言います。

樹状細胞は代表的な抗原提示細胞であり、木が枝を伸ばすような形をしています（樹状の名称のゆえん）。その枝のような腕で周囲に突起を伸ばし、異物をとらえます。とらえた異物は周囲の免疫細胞に提示され、それが攻撃を担う免疫細胞を活性化します。

平たく言えば樹状細胞は、がん細胞や病原体を捕まえて「こんな敵がいる」と他の免疫細胞に知らせる働きをしています。それを合図に、キラーT細胞等の細胞は活性化し、異物に攻撃を開始するのです。同様の働きをする抗原提示細胞にマクロファージがいます。

キシロフコ・グリクロナンの投与によって樹状細胞が長い突起を伸ばしたということは、樹状細胞が異物をとらえようと活動を活発化させた、と考えることができるわけです。

抗がん作用を持つ免疫細胞の活性を高める

キシロフコ・グリクロナンが活性化するのは樹状細胞だけではありません。がんを攻撃する最強の免疫細胞と言われるＮＫ細胞に対しても活性を高めることが確認されています。

次の実験はヒトを対象にした臨床試験です。

参加者はＮＫ細胞活性が低めの40～59歳（平均年齢48・6歳）の日本人男女12名。それぞれにキシロフコ・グリクロナンが20％配合された配合サプリメントを摂取してもらい、免疫への影響を評価しました。（「ＮＫ細胞活性が低め」。とは、標準的なＮＫ細

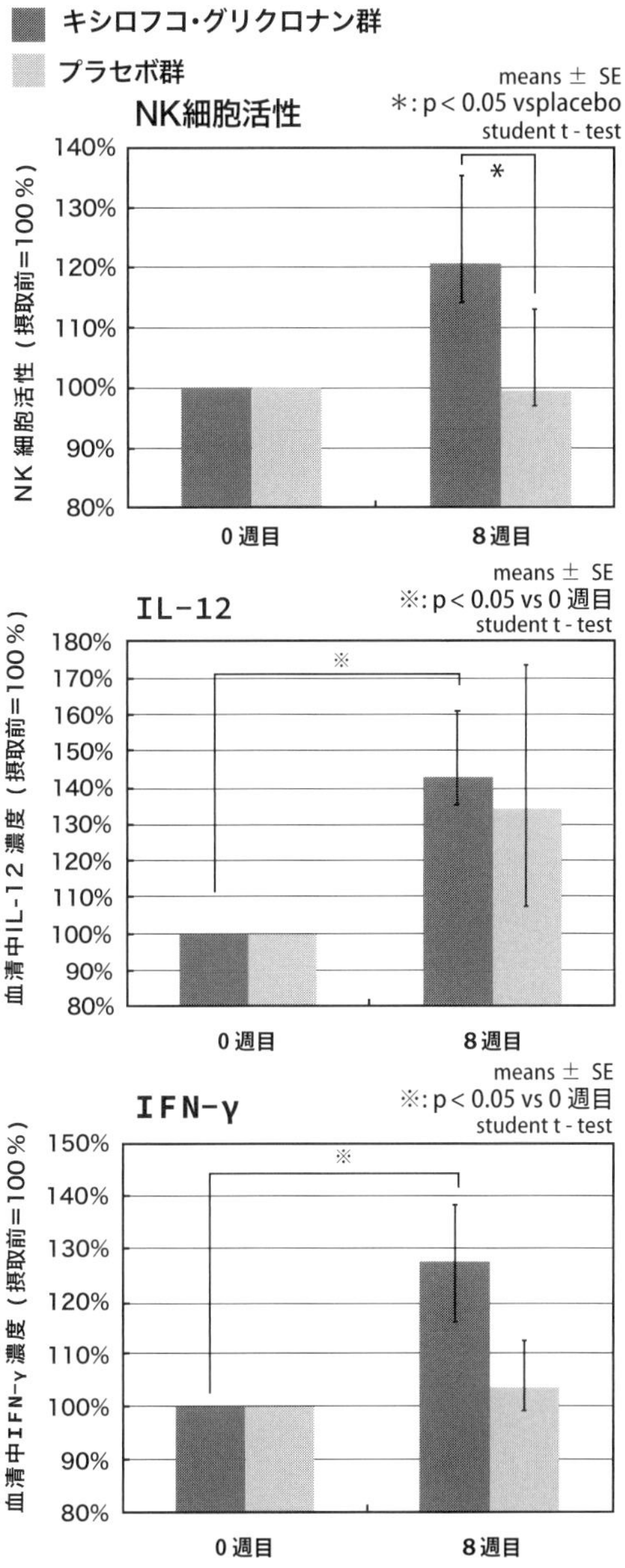
キシロフコ・グリクロナン群
プラセボ群
NK細胞活性
means ± SE
＊: p < 0.05 vsplacebo
student t - test
NK 細胞活性（摂取前＝100％）
140%
130%
120%
110%
100%
90%
80%
0 週目
8 週目
IL-12
means ± SE
※: p < 0.05 vs 0 週目
student t - test
血清中IL-12 濃度（摂取前＝100％）
180%
170%
160%
150%
140%
130%
120%
110%
100%
90%
80%
0 週目
8 週目
IFN-γ
means ± SE
※: p < 0.05 vs 0 週目
student t - test
血清中IFN-γ濃度（摂取前＝100％）
150%
140%
130%
120%
110%
100%
90%
80%
0 週目
8 週目

胞活性が18～40％のところ15・8％（±4・3％である人です）。試験は二重盲検試験です。

キシロフコ・グリクロナン群は有効成分として1日あたりキシロフコ・グリクロナン100㎎を、プラセボ群（比較対象）は有効成分を含まないカプセルを摂取しました。摂取期間は8週間とし、NK細胞活性、血清中サイトカインを免疫活性の指標として評価しました。

それぞれの値は0週目の値を100％として計算しています。摂取8週間後のNK細胞活性については、プラセボ群に比べてキシロフコ・グリクロナン群で増加しました。また、血清中サイトカイン濃度も、キシロフコ・グリクロナン群でのみそれぞれ0週目に比べて増加しました。

サイトカインとは、前のページでも登場していますが、細胞が分泌するタンパク質で、細胞同士の指示命令などの連絡に使われる情報伝達物質です。それだけではなく、がん細胞や病原体を直接攻撃するための武器である場合もあります。

NK細胞と関わりのあるサイトカイン、インターフェロン-γ（INF-γ《ガンマ》）、インターロイキン-12(IL-12)を比較しました。これらが全て活性化したということは、キシロフコ・グリクロナンによってがんに対する免疫力が上がったと考えられます。

免疫賦活作用による感染症抑止

次にキシロフコ・グリクロナンによる肺炎(感染症)への効果を調べた動物実験をご紹介しましょう。

マウス30匹を各群10匹ずつの3グループに分け、肺炎球菌 Streptococcus pneumoniae を感染させ、キシロフコ・グリクロナン経口投与による感染性肺炎への影響を調べました。

このマウスは細菌の接種7日前から接種後14日目までの期間にキシロフコ・グリクロナンを167㎎/kg体重(低用量群)、もしくは500㎎/kg体重(高用量群)で1日1回経口投与されています。

感染性肺炎への影響を評価するために、肺炎球菌接種後14日目での生存率、肺の組織学的分析、肺中生菌数を比較しました。

生存率、肺の組織学的分析では、免疫抑制剤を腹腔内投与して、肺炎が重症化するモデルを使用しました。肺中生菌数の分析では免疫抑制剤を投与していません。結果が次ページのグラフです。

肺胞を維持し生存率を高めた

マウスの生存率においては、キシロフフコ・グリクロナン摂取群では肺炎球菌接種後14日目でも90％以上の生存が確認されました。さらに、高用量摂取群では肺炎球菌感染マウスの全ての生存が確認されました。

実際に肺の炎症を確かめた組織学的分析では、コントロールマウスの肺が炎症を起こし、肺胞が認められないのに対し、キシロフフコ・グリクロナン摂取群では肺胞を平常時と同レベルに保っていることが認められました。肺胞とは肺の呼吸でガス交換を行うために発達している部分。肺の容積の大半を占めており、呼吸をする上で最も重

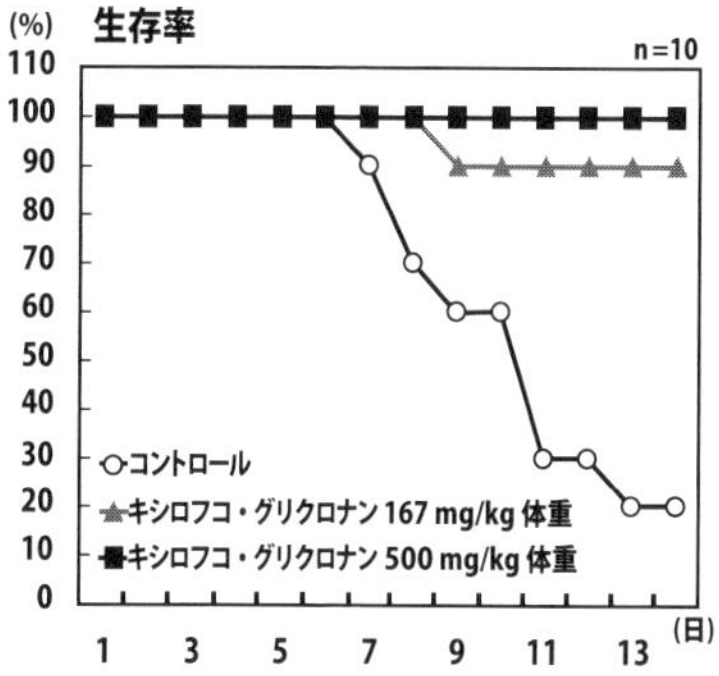

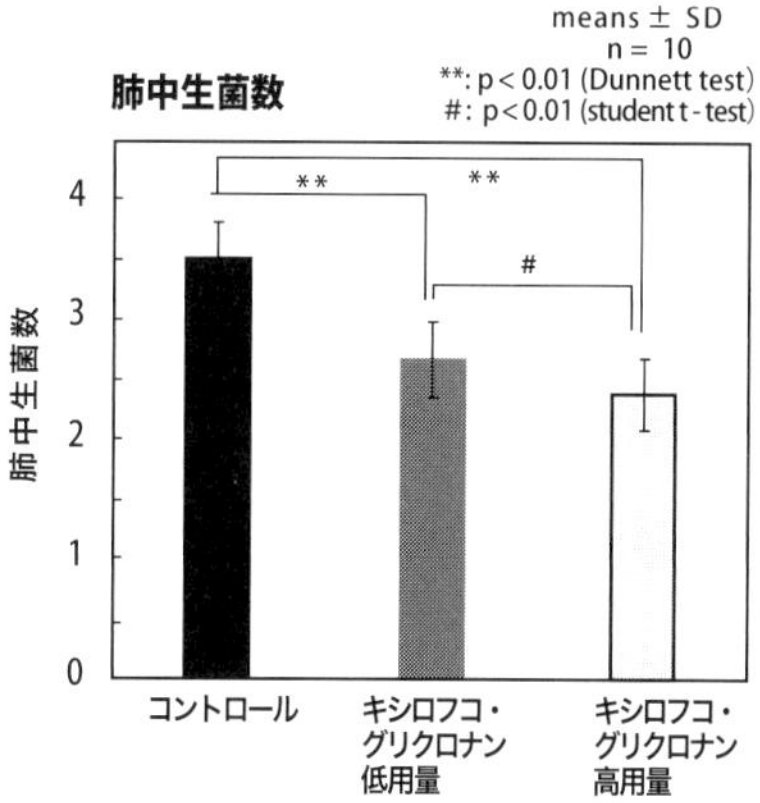

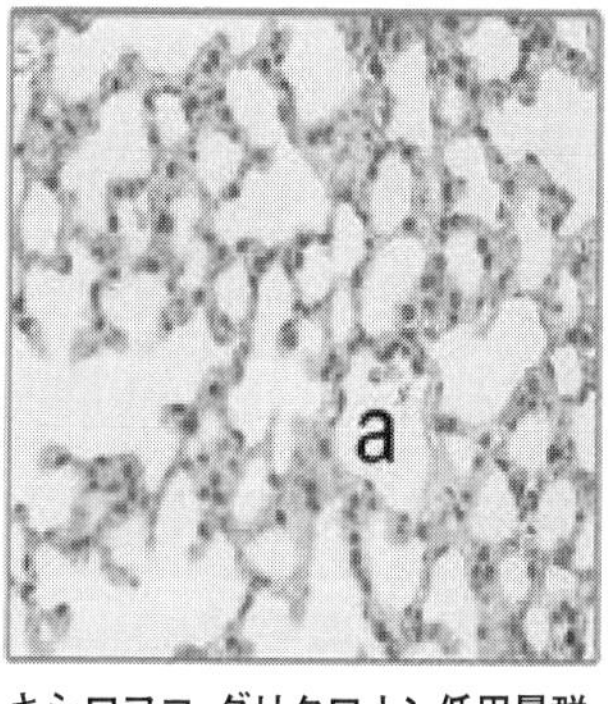

キシロフコ・グリクロナン低用量群

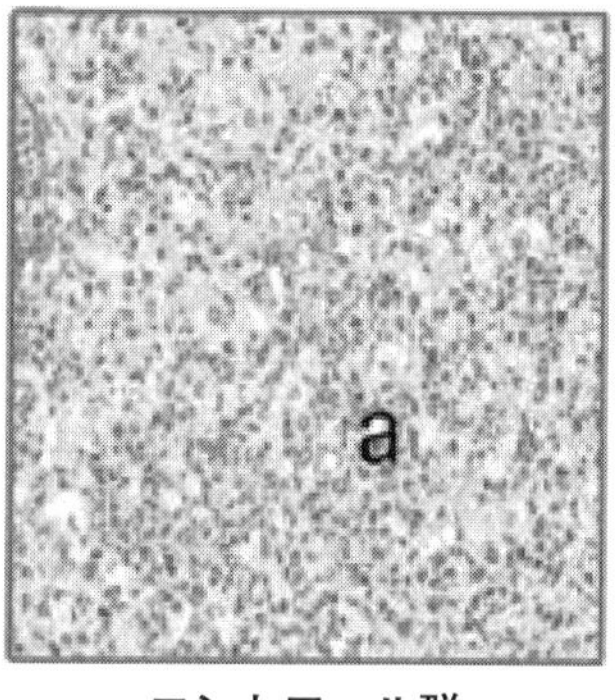

コントロール群

(a:肺胞)

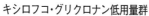

要な器官の1つです。

肺中生菌数では、キシロフコ・グリクロナン摂取群で有意な生菌数の減少が認められました。特に高用量群では、コントロール群だけでなく低用量群に対しても有意に生菌数が減少しました。

以上のようにキシロフコ・グリクロナンを投与したマウスでは、肺炎球菌の繁殖が抑え込まれ、肺は正常に保たれ、生存率も高くなりました。キシロフコ・グリクロナンが肺炎の進行を抑え込んだと考えられます。

がんと肺炎の重要な関係

この試験は肺炎球菌による細菌性肺炎をモデルとして実施されました。このモデルが実験に採用された主な理由は、肺炎が日本人の死因として高い位置にあるためとされています。

グラフを見るとわかるように、死因として肺炎によるものが5位（5・7％）。しか

主な死因の構成割合（2020年）

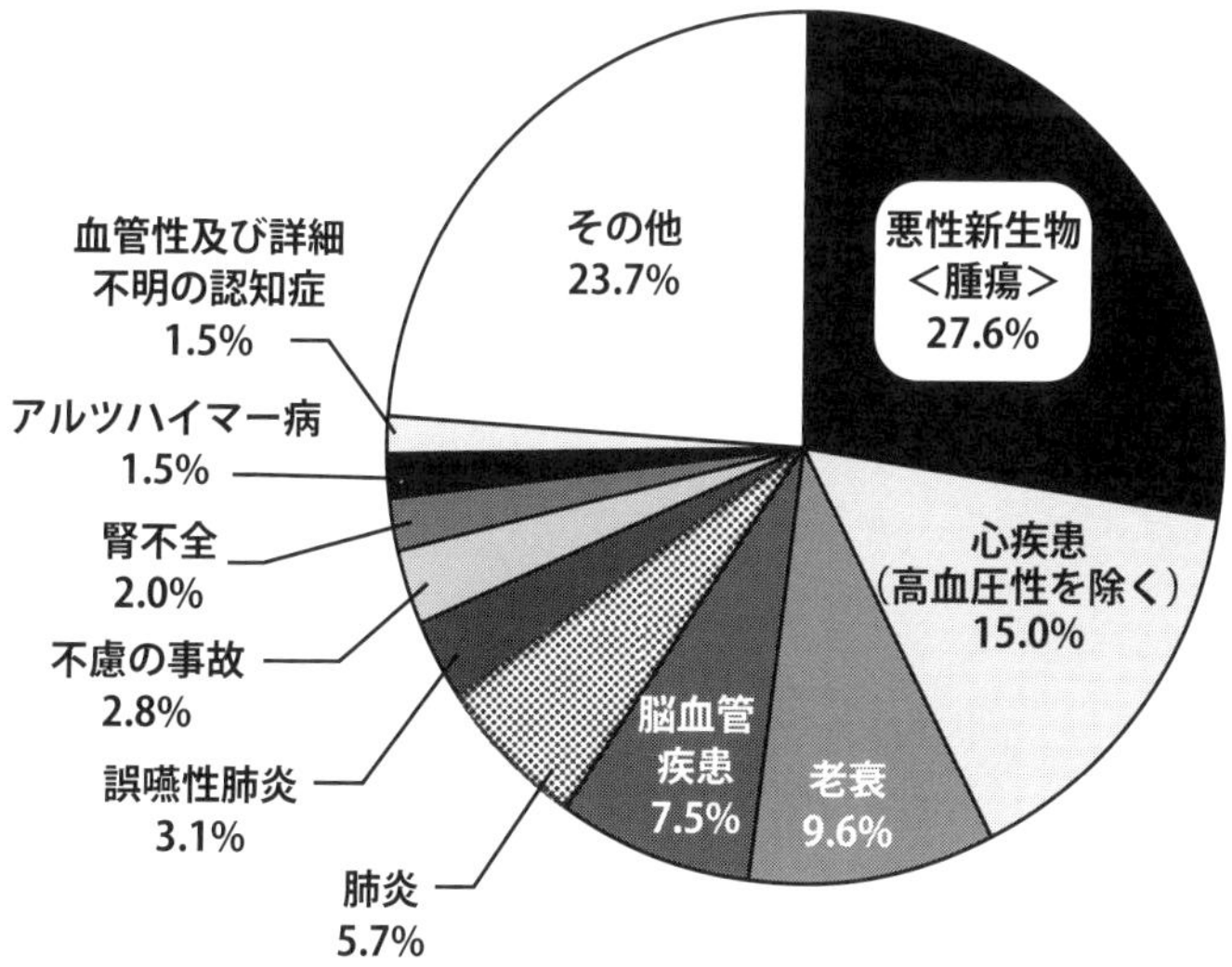

し6位の誤嚥性《ごえんせい》肺炎（3・1％）と合わせると8・8％となり死因の4位になります。誤嚥性肺炎は、本来咳《せき》や痰《たん》で排出されるべき異物が肺に入ってしまって細菌感染を起こして発症する肺炎です。5位の肺炎ときっかけが違うだけです。

キシロフコ・グリクロナンのがんに対する効果を知りたい方には、肺炎の実験は興味の対象外かもしれません。けれども肺炎はがんと密接に関わる病気であり、がん患者の命を左右する病気だと言っても過言ではありません。

日本人の死因のトップである悪性新生物とはがんのことです。がんの中でも最も多い死因は肺がんです。肺がんになると肺炎を合併しやすく、抗がん剤治療の副作用や術後の肺炎も起こしやすいものです。肺炎を防ぐ免疫力は、がん患者の命を守ると言っても過言ではないでしょう。

その点でもキシロフフコ・グリクロナンは、感染症（肺炎）に対しても強い予防効果を示したと考えられます。

キシロフフコ・グリクロナンの抗がん作用。アポトーシス誘導

キシロフフコ・グリクロナンのがんに対する作用の1つに、アポトーシス誘導という働きがあります。

アポトーシスは、細胞死、あるいは細胞の自殺などといわれるメカニズムのことです。全ての細胞にはあらかじめプログラムされた寿命があり、その時期が来れば自然に死んでしまうのが正常です。細胞が分裂し増殖する中で、古くなった細胞は死滅する。そうすることで生体は常に新鮮な状態を維持、更新し、生き続けるというプログ

ラムです。

このプログラムが壊れ、無限に増殖し続けるのががん細胞です。自然に死ぬことがないため、栄養を吸収しながらどんどん大きくなり、周囲の組織、臓器を圧迫・破壊していきます。これによってがんとその周辺の臓器は、本来の機能を失い、次第に生命を脅《おびや》かすようになっていくのです。

正常な細胞ががん細胞に変わるのは、アポトーシスというメカニズムが壊れてしまったからであり、もし元通り自然死すればがんは消滅するはずです。

これまでの研究で、キシロフコ・グリクロナンはがん細胞に、失われたアポトーシスを促《うなが》す働きがあることがわかってきました。これがアポトーシス誘導であり、死ぬべくしてがん細胞が死ぬのであれば、副作用も障害も何も残さない理想的な終わりを迎えることが可能です。

他にもキシロフコ・グリクロナンの抗腫瘍効果に関連して、動物実験ですが、がんの転移抑制作用、抗がん剤の効果促進作用などについての研究が行われています。今後の成果報告が待ち遠しい状況です。

いずれもまだ実験段階であり、どのようながんに有効かはわかりません。しかし抗腫瘍効果について様々な角度で研究が進んでいることは大いに期待したいものです。

キシロフコ・グリクロナンの抗ウイルス作用

話はがんからそれますが、新型コロナウイルス感染症の世界的な感染爆発という状況を経て、今日新しい抗ウイルス薬への期待が高まっています。これまでワクチンや治療薬が登場しましたが、決定打には至っていません。

これまでの抗ウイルス研究から、ウイルス性疾患に対する抑制効果が期待出来る素材として、海藻由来の多糖類が挙がっています。そこでここでは、キシロフコ・グリクロナンにおいて研究されてきたウイルス増殖抑制作用について紹介してみます。

そこでこの試験では、子宮頸がん（ＨＰＶ関連ヒト子宮頸部腺ガン由来）の細胞（ＴＺＭ－ｂｌ ｃｅｌｌ）を培養し、ＨＩＶウイルスとキシロフコ・グリクロナン添加によるウイルス増殖抑制作用、抗ウイルス作用を検討しました。

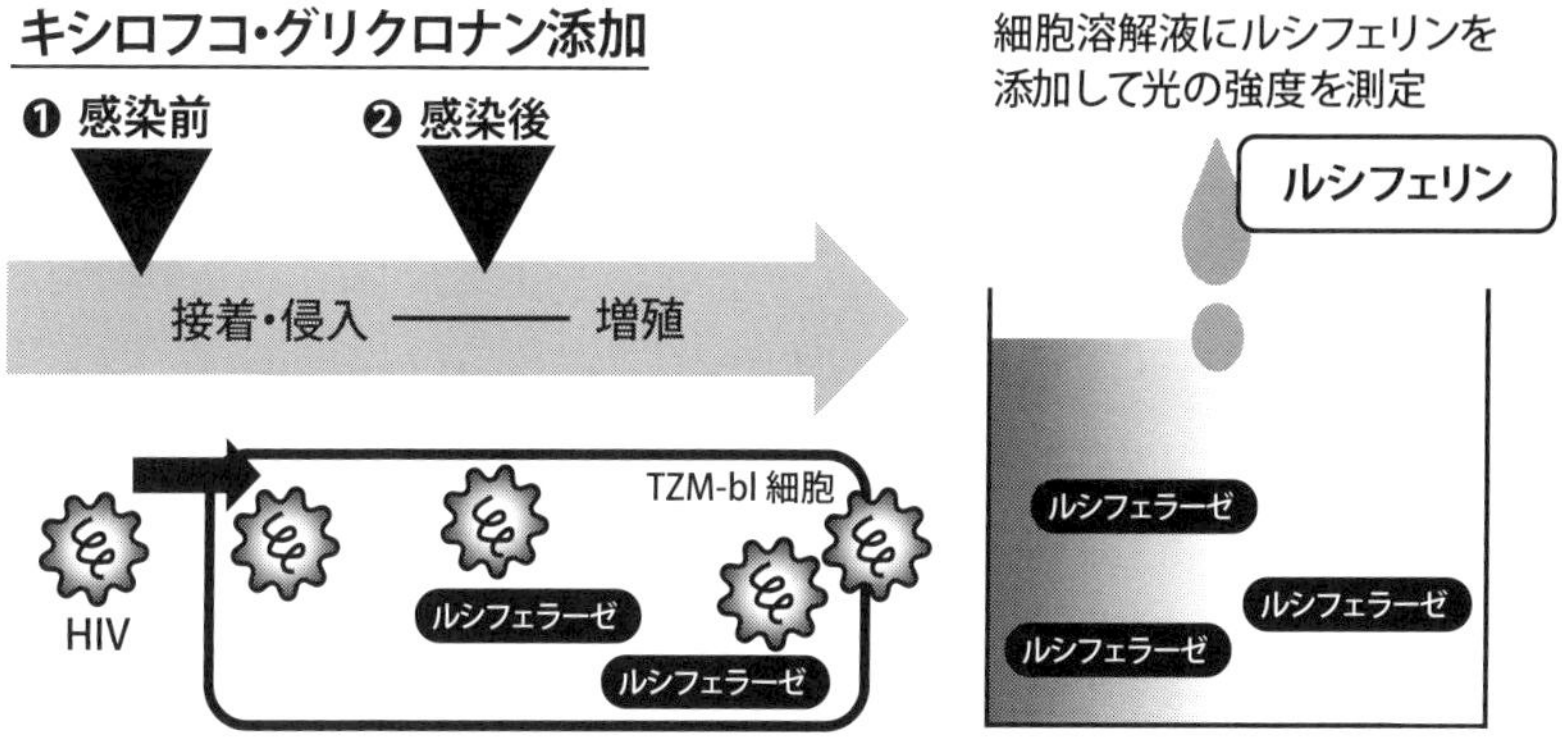

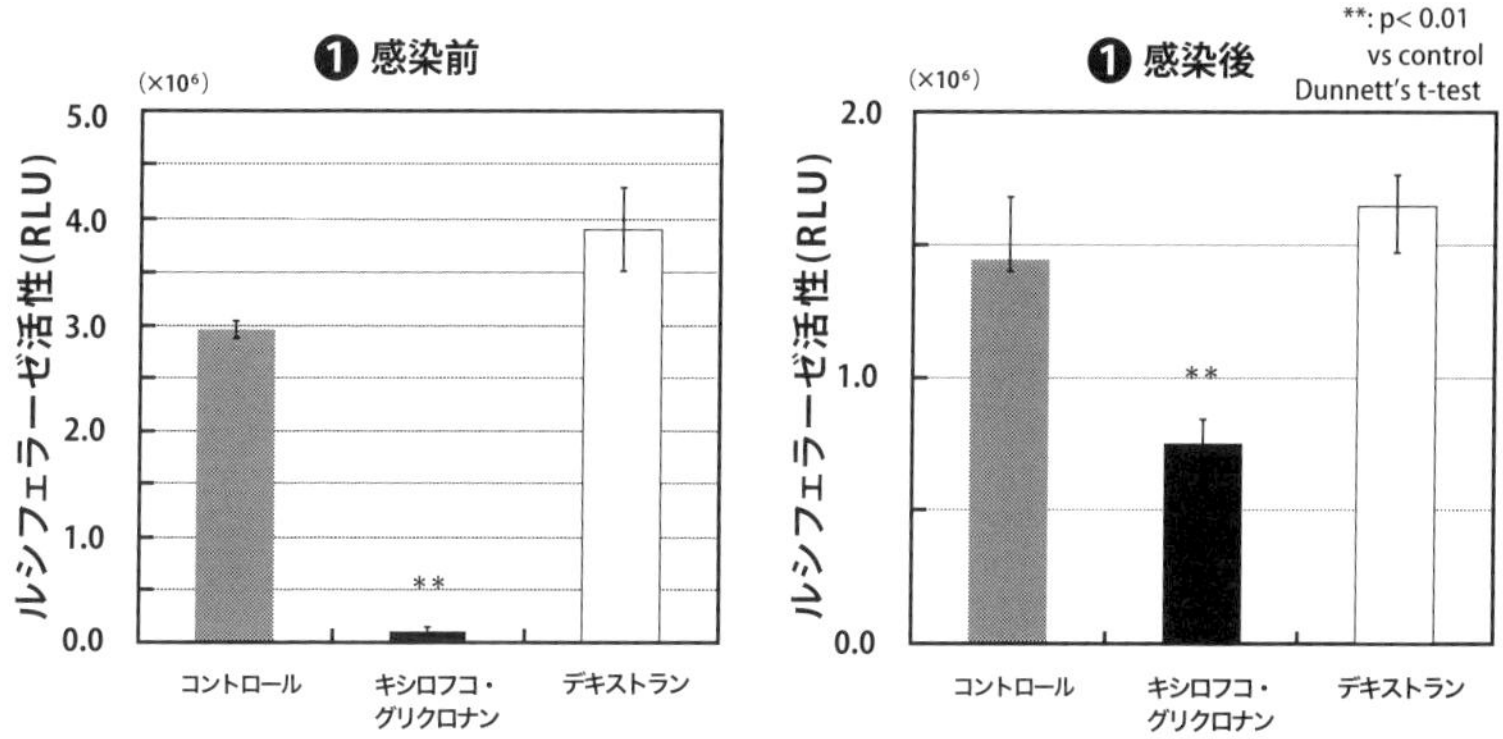

注）ルシフェラーゼ活性とは光る性質を持つ物質ルシフェリンを添加して、光の状態で効果を測定する実験方法。

この実験では、キシロフコ・グリクロナンをＨＩＶの感染前①と感染後②に添加し、効果を比較しました。結果、キシロフコ・グリクロナンの添加によってウイルス増殖量が抑えられたことが認められました。キシロフコ・グリクロナンがＴＺＭ－ｂｌ細胞またはＨＩＶに作用して、ウイルスの増殖を抑制する可能性が示唆されました。

さらに感染前のキシロフコ・グリクロナン添加効果が、感染後の添加効果に比べて大きいことが確認され、ウイルス感染の初期段階で抗ウイルス作用を発揮している可能性も示唆されました。

この実験ではキシロフコ・グリクロナンがウイルス感染を抑制することが示唆されました。このことは、キシロフコ・グリクロナンが感染症に対する免疫力を高めたことを意味します。この試験は細胞もウイルスも限定されているため、あらゆる感染症に有効とは言えませんが、その可能性を示唆していると言えます。

（注）この抗ウイルス試験ではＨＩＶウイルスと子宮頸がん細胞が使われています。いずれ

も研究用に人工的に培養・作成されたものであり、現在多くの研究機関で使われています。ＨＩＶウイルスは様々な抗ウイルス剤開発用として、また子宮頸がん細胞は実験がやりやすい増殖しやすい細胞として使われています。医薬品開発などあくまで研究用であり危険はありません。

様々な角度から抗がん免疫を高める可能性

キシロフコ・グリクロナンの実験から、この物質には様々な生理活性作用があり、抗がん免疫を高める可能性があることがわかりました。

例えばがん細胞の増殖を抑える働き、免疫細胞ががん細胞を攻撃する力を高める働き、がん細胞をとらえる樹状細胞の活性化、がん細胞を単独で攻撃するＮＫ細胞の活性化、がん細胞のアポトーシス誘導、抗ウイルス作用によって肺炎などの感染症を防ぐ働きなどが確かめられました。

感染症を防ぐ働きは、がん患者にとってきわめて重要です。なぜなら多くの患者は、抗がん剤などの治療によって免疫力が低下しており、肺炎などにかかりやすくなっているからです。健康であればそれほどおそれる必要がない感染症が、がん患者にとっては命取りになりかねません。

このように見ていくと、キシロフコ・グリクロナンという成分は、がん患者の抗がん免疫を多角的に高めてくれることがわかります。結果、がん治療が成功し、がんを退けることにつながっていくと考えることができます。本書でご紹介するがん患者さんたちがなぜ元気になったのかも、こうした実験が裏付けています。

今後キシロフコ・グリクロナンの研究が進み、より多くの人がこの成分が含有されたサプリメントを試すことになれば、さらなる抗がん免疫の活性化があきらかになっていきます。そうして多くの患者さんの、がんからの回復の可能性がさらに広がるでしょう。

第3章

がん治療はこう進められる

第1章では最近のがん治療について、新しい治療法を中心にご紹介しました。本章では、今日のがん治療がどのように進められるか、そのしくみや利用法など患者さんに役立つ情報を中心にご紹介していきます。

がんのチーム医療とは

病院でがんの治療を受ける場合、一人ひとりの患者さんに、たくさんの医療従事者が協同で携《たずさ》わる「チーム医療」が行われるようになっています。

入院の際、枕元のプレートに複数の医師や医療関係者の名前が記載されていることがあります。それは、多くの専門家が、チームを組んで治療に関わっていることを意味しています。彼らは1人の患者さん専任ではありませんが、それでも何人もの専門家が関わってくれるのは心強いものです。

医師だけでも、最初に診断に関わった主治医、担当医に加えて、外科医、麻酔科医、抗がん剤を担当する腫瘍内科医、放射線科医などがいます。大勢いるからといって決して患者さんが重篤《じゅうとく》なのではなく、今日、がんはチーム医療が当たり前になっているためですので心配しなくていいのです。

医師以外にも様々なスタッフがいます。

身辺の世話や治療の案内、様々な相談にのってくれる看護師は、おそらく誰にとっても頼りになる存在です。他にも薬の相談にのってくれる薬剤師、後遺症などでリハビリテーションが必要な時は理学療法士や作業療法士、メンタルが落ち込んだ時には腫瘍精神科医、臨床心理士など、たくさんの人が患者さんを支えています。

昔はがん患者さんに主治医が1人。他のスタッフは病院の患者さん全体をサポートしている印象でした。何か困ったことがあっても主治医以外には相談できず、その主治医も忙しそうで、患者さんは孤独な思いを抱えて耐えていました。今は困ったときには相談できるスタッフがたくさんいます。

第5章で登場するY・Tさん（P217）は、通院する病院と、佐野先生への相談を併用して乳がんを克服されています。1つの病院だけに頼るのではなく、複数の医療機関を横断的に活用し、全体を1つのチームのように捉えて最良の方針を検討することも重要です。

チーム医療の主役は患者

そして忘れてはならないのが患者さん。チーム医療の中心は患者さん本人です。がん治療は、基本的に診療ガイドラインという医師の専門的なマニュアルに従って進められますが、それはあくまで基本路線です。基本路線をもとに、チームの専門家たちが患者さんにとってベストの治療方針を考えます。

患者さん自身も、こうして提案された方針におまかせではなく、自分はどうしたいのか意思表示をする必要があります。

例えば乳がんの場合、医師からは全摘出手術がベストの治療だと説明されるかもしれません。しかし、どうしても全摘手術に納得できなければ、部分摘出の乳房温存療法を受けたいと言うことができます。

あるいは入院が長くなって心細いので、家族のそばで療養したいというのであれば、自宅での療養を希望することができます。何がベストの治療かは、患者さん本人にしかわかりません。もちろん全ての希望がかなうわけではありませんが、今はそれを自分で決める時代です。

治療方針の説明を聞く場合も、患者さん自身が選択しなければならない場面がたくさんあります。医者まかせ、病院まかせの時代ではありません。医師の説明を理解し、どんな治療を受けてどういう生活をしたいか、自分で考えて伝えることが重要です。

がんは治る時代になったと言われますが、そうであればなおのこと、どんな治療を受けてどんなかたちで自分本来の生活に戻りたいのか、医療チームに伝える必要があります。

がんという病名で多くの人はショックを受けますが、今は「治る」「元の生活に戻る」という路線で治療は進みます。

チーム医療の監督は？

本章は「がん治療はこう進められる」というテーマですので、現在のがん治療が昔とどう違うのか、その変化をご理解いただきたいと思います。その変化ががん治療の成果の向上、生存率、特にサバイバー生存率の向上につながっていると言ってもいいでしょう。

医療サイドで大きく変わったのが、がん治療がチーム医療で行われるようになったこととその監督を務めるのは誰か、ということです。がんのチーム医療の監督的な立場にいるのが医師です。その医師が今日、腫瘍内科医（がん薬物療法専門医も同義）という専門家であることが多くなりつつあります。

がん治療と言えば一昔前まで外科手術が主力でした。とにかくがんは取ってしまう。根こそぎ取ってしまえば、がんは治るという方針です。したがって治療全体のトップに立つのが外科医でした。

近年は、分子標的薬や免疫チェックポイント阻害剤など新しい抗がん剤が多数登場し、治療全体が大きく変化しています。これまで難しかった「次の一手」が次々と繰り出せる状況になり、患者さんの生存率が上がり続けています。特に前述のがんのサバイバー生存率に見るように、治療を重ねることで生存率が上がっていきます。

高度に展開するがん治療。そのため、がん治療全体を統括《とうかつ》する医師が、外科医から腫瘍内科医に変わりつつあるのです。

複数の専門家からなるチーム医療の中心となって治療全体を統括するのは、全身状態を把握して、臨機応変に治療を変えていける医師、腫瘍内科医が適しているということです。

抗がん剤の専門家がいなかった？

腫瘍内科医とは、狭い意味では抗がん剤の専門家です。薬物療法専門医とも言います。しかし今日、がん治療全体における位置づけとしては、がんの総合内科医という立場になっています。

様々な臓器に発生するがんに、どの抗がん剤が最も有効か。単剤（1種類）だけでなく複数を組み合わせて効果を狙う。1つの抗がん剤が複数の臓器のがんに使われることがあったり、他の臓器に使われた抗がん剤が意外ながんに効いたり。薬物療法は多岐にわたります。このように臓器別だけでなく全身を診ることができ、かつ薬物療法（化学療法＝抗がん剤）に精通しているのが腫瘍内科医です。

副作用のコントロールも同様です。今日、抗がん剤治療は通院で行うのが主流になりましたが、それは抗がん剤と副作用対策に通じた腫瘍内科医の存在によるものです。かつて抗がん剤は副作用が強くて続けられない、苦しいばかりで効果がないとされていました。昔の抗がん剤は、がん細胞だけでなく正常な細胞も殺してしまう薬（殺細胞性抗がん剤）が多かったから。加えて日本の医療現場に、抗がん剤に精通した腫瘍内科医がいなかったから、と言われています。

今は抗がん剤自体が変わり、さらに万全の副作用防止策をとって抗がん剤を使うため、患者さんは以前ほど副作用に苦しむことなく治療効果を上げることができるようになりました。

他にも、進行したがんを抗がん剤で縮小した後に切除する、手術でがんを切除した後、抗がん剤で再発を防ぐなど、多彩な治療を可能にしています。

治療法はどうやって決めるのか

少し前の項で「がん治療は、基本的に診療ガイドラインという医師の専門的なマニュアルに沿って進められます」と書きました。診療ガイドラインに沿った治療といっても、その方法は1つではありません。がんの進行状態などによっていくつか治療法があり、患者さんの健康状態（年齢、持病の有無やその状態など）によって、医師はいくつか（あるいは1つ）治療法を教えてくれるでしょう。

その際には、患者さんが治療を受けた時、どのような効果が期待できるのか、どのような副作用や後遺症がどのくらいの可能性で起こるのか、再発の可能性はどの程度なのかなどを確認しましょう。

複数の選択肢がある場合には、それぞれの治療法のメリット、デメリットを書き出して比較します。その時は必ず「自分にとって」のメリット、デメリットであることを忘れないようにしましょう。

例えば手術によっては、体の機能や器官を部分的に損なう場合があります。それが後遺症になり、元通りの生活に戻れない可能性があります。それよりは放射線治療や抗がん剤治療を受けたいと思うかもしれません。がんを取り除くには手術の方が確実だとしても、後遺症を抱えての療養生活、通院などを考えると、やはり抗がん剤や放射線での治療がいい。仮にそれで再発の可能性が少し上がったとしても、〝少しの可能性〟であれば手術は避けたいという人はいるでしょう。

主治医がベストだと勧める治療法＝標準治療は、万人向けであっても患者さん個人にあてはまるかどうかはわかりません。

主治医に示された複数の治療法に関しては、出来るだけ医療者から情報を集め、納得した上で自分にとって最適な治療法を選ぶようにしましょう。

また治療法は、説明を受けた時にその場ですぐ決められないかもしれません。その場合は、主治医に「家族と相談したい」と時間をもらって、帰ってからじっくり考えましょう。

第5章で登場する佐々木豊さん（P198）は、ご自身で治療方針をお決めになり、現在も大変お元気に過ごしていらっしゃいます。

診断や相談は信頼できる人と一緒に

病状説明を受ける時、「頭が真っ白になって、何を言われたのか全く覚えていない」となることがあります。出来れば家族や信頼できる友人、知人に同席してもらった方がいいでしょう。付き添いの人は、患者さんが気がつかない疑問、より詳しい解説を代わりに聞いてくれるでしょう。第三者の方が冷静で、全体がよく見えることが多いものです。

医師のキャラクターにもよりますが、昔と違って、病状説明は医師の重要な仕事です。医師が一方的に治療法を決めるのでなく、患者さんがしっかり理解し、納得して治療を始めるのが現代の医療です。

しかし、人によっては、説明するのが下手な医師もいます。専門用語をそのまま使う。早口で説明する。患者さんの気持ちをおもんぱかれないなど、コミュニケーションがうまくない人もいます。だからこそ、第三者として話を聞き、客観的に判断できる付き添いの人は重要なのです。

説明を受ける時はメモをとるのもいいでしょう。また録音するのもおすすめです。スマートフォンや携帯レコーダーなどで録音し、画像も写真を撮っておけば、後でゆっくり内容を確認することが出来ます。新たな不明点が出てくれば、次回相談することができます。

説明や相談を録音する場合は、必ず事前に「録音してもいいですか」と断りを入れるのを忘れずに。

第5章で登場する中島哲郎さん（P211）は、余命一年と宣告されたすい臓がんの状態から現在4年が経過し、元気に過ごされています。奥様と一緒に治療方針を冷静に検討し、治療以外の場面でもご夫婦で一緒に努力を重ねられております。

セカンドオピニオンは迷ったら受ける

セカンドオピニオンという言葉は既に一般的になり、誰もがその意味を理解しています。難しい病気の診断や治療では特に、1人の医師の診断だけでなく他の医師の意見も聞いてみたいと思うのは当然です。それでも、いざ患者となって医師の前に座ると、「他の医者の意見も聞きたい」とは言いにくい、と多くの人が言います。

「セカンドオピニオンを受けたいなんて、最初の医師の診断が信用できないと言っているようだから、気を悪くするのではないか」「もしセカンドオピニオンが最初の診断と違ったら、転院させてくれるのだろうか」「セカンドオピニオンが最初の診断と同じだったら、きまりが悪い」「治療で手を抜かれるのではないか」など千々《ちぢ》に心が乱れるようです。

しかし仮に迷っても、「他の医師の意見が聞きたい」なら、やはり聞いた方がいいのです。もしセカンドオピニオンを見送って最初の診断通りに治療を受け、思ったような効果が出なければ、必ず「あの時セカンドオピニオンを受ければよかった」と思うのではないでしょうか。

がん治療は進歩しています。その進歩とは「誰にでもあてはまる唯一無二の治療法」が出来たのではなく、様々な人が自分に合わせて選べるような治療法がたくさん誕生し、選択肢が広がったといった方がいいでしょう。他にも治療法があるのではないか、自分にとってベストなのは別の方法ではないか、と思い悩むのは当然です。

言い出しにくくても、セカンドオピニオンを受けた方が、納得して治療が受けられます。

後悔しながら治療を続けるのと、納得して治療を受けるのとでは、結果が違ってくるのではないでしょうか。

第5章で登場するS・Hさん（P207）は、セカンドオピニオンを受けた結果、素晴らしい医師と出会い、本人が一番納得できる治療法を選択することができました。

命がかかっている治療に遠慮はいらない

セカンドオピニオンを受ける手順は、まずセカンドオピニオンを受ける医療機関を決めることから始まります。最近は診療科として「セカンドオピニオン外来」とはっきり標榜《ひょうぼう》している医療機関が増えてきたので、そうしたところなら受診しやすいでしょう。

医療機関を決めたら、主治医にセカンドオピニオンを受けたい旨《むね》を告げ、患者さん自身の診療データ（画像データなど出来るだけ多く）と、セカンドオピニオン先の医療機関への紹介状を書いてもらいます。おそらくここが一番のハードルではないでしょうか。

日本では診療データは病院が管理し、求められない限り患者に渡すことはありません。しかし、カルテなどの診療データは、間違いなく個人情報であり、患者のものであることは間違いありません。少し勇気を出して、診療データを請求してみましょう。

さて別の医療機関でのセカンドオピニオンは初診になるので、初診料などの費用は別途かかります。健康保険は効かないので、全額自己負担になります。費用は病院によって異なりますが、セカンドオピニオンの所要時間が30分として、2万円前後が相場のようです。

セカンドオピニオンを聞いたら、その結果を最初の主治医に持っていき、今後の治療について相談します。

もしセカンドオピニオンが最初の診断と違っていて、そちらの方が納得できるのであれば、治療方針を変えてその病院で進めてもらうか、思い切って転院するという選択肢もあります。

付き添いは最強のサポーター

セカンドオピニオンで話を聞く時に、家族や知人、友人など信頼できる人に付き添ってもらってもかまいません。本人に代わって代理人が聞いてもいいのです。「診断や相談は信頼できる人と一緒に」でも述べましたが、頼もしい付き添いがいれば、本人が言いにくいことは代わってもらえます。

例えば「この人(患者さん)は落ち着いているように見えますが、本当はかなり落ち込んでいて夜も眠れないことが多いようですよ」などと口添えしてもらえば、医師は「そうか、だったらもっと優しく話をしないとダメかな」と思ってくれるでしょう。

どんな人でも、ある日突然「あなたはがんだから、こういう治療をしましょう」と言われれば、気が動転して、ひょっとしたら間違いかもしれないと思います。他の病院で診てもらいたい。治療法だって他にあるはずだ。この病院の設備や医療機器は最先端だろうか、と不安に押しつぶされそうになります。医師も逆の立場になれば、患者さんの気持ちは容易に理解できるはずです。

がんの治療は命がかかっているのですから、医師や病院に気を使っている場合ではありません。

今日、多くの医療機関が「セカンドオピニオン外来」を設けています。ということは医療の世界が「どんどん利用してください」と言っているのと同じです。

もしがんについて、医師が患者に告知する時のマニュアルがあるなら、そこに「セカンドオピニオンを受けてください」と勧める一文を入れてくれてもいいのではないでしょうか。

本書の第5章にご登場願った方で、セカンドオピニオンで最初の医療機関とは全く異なる治療法を勧められ、治療法も医療機関も変えた方がおられます。最初の医療機関では手術を勧められましたが、セカンドオピニオンでは全く逆で、手術に対しては否定的でした。理由は「手術の場所、範囲から見て重い後遺症が残る可能性があるから」です。

この方はセカンドオピニオンの医師の勧めを選び、医療機関も変えました。手術はせず、「生活改善」をしながら、定期的に検診を受けて、経過観察を続け元気でおすごしです。

ちなみにセカンドオピニオン外来は、やはり腫瘍内科医がその任に当たっていることが多いようです。

どんな心配事でも相談できる「がん相談支援センター」

体のどこかに不調がある時、どんな医療機関を選びますか。風邪くらいならかかりつけ医がベストですが、がんとなると話は別です。手術になる可能性もあります。長くかかるかもしれません。誰もが最新の設備と腕のいい、ものわかりのいい医師のいる病院で治療を受けたいと考えます。

しかし病院選びといっても簡単ではありません。「もしがんになったら、ここにかかろう」と目星をつけた病院があるという人はあまりいないでしょう。誰もが突然告知を受け、気が動転しながら、その時勧められた病院で勧められた治療を受けているのではないでしょうか。この治療でいいのかな、もっといい病院があるのではないか、そう思う人も多いのではないでしょうか。

重い病気がわかると誰もが弱気になり、どうしても受け身になってしまいます。そんな時、一度は相談してみたいのが「がん相談支援センター」です。

がん拠点病院に併設され本人でなくても相談できる

がん相談支援センターは、全国のがん拠点病院等に設置されているがんの相談窓口です。その病院にかかっている人はもちろん、ご家族、知人、友人、他の病院にかかっている人、一般の人、誰でも相談できます。

相談窓口にいる人は「がん専門相談員」として研修を受けたスタッフで、がん看護専門看護師や認定看護師、医療ソーシャルワーカー、臨床心理士等です。

信頼できる情報に基づき、患者が受けている治療や療養生活、治療費や生活費、セカンドオピニオンや緩和ケア、他の病院の情報についても相談することができます。電話でも面談でも相談できます。費用は無料です。

「この病院のスタッフだから、他の病院のことは聞けないだろう」「転院したいとか、他の治療法については聞けないだろう」といった心配はなく、中立的な立場で相談に乗ってくれる存在です。

主治医には意外と聞きにくい？

がん治療には主治医や看護師ほか何人もの専門家が関わっているのだから、わからないことは何でも聞けそうな気がします。実際「何でも聞いてくださいね」と言われることもあるでしょう。

しかし、病院というところは、医師も看護師もみな忙しそうです。納得できるまで質問して全て理解して、というわけにはとてもいきません。特に医師に対しては「次の患者さんが待っているだろうから、自分が時間をとらせては悪いのではないか」と考えがちです。

もちろん医師は病状や治療について説明してくれますが、医学用語が入ってくるとわかりにくくなります。それを逐一《ちくいち》質問できるかというと、どうでしょう。そうした場合も、がん相談支援センターなら、あらためて質問して説明を受けることができます。

また患者としての心情を聞いてもらうことも可能です。家族や友人、知人の前ではがんばっていても、本当は不安、不満があって、誰かに聞いてほしいということもあるでしょう。そうしたメンタル面でのサポート、受け皿としての役割ももっています。

様々な不安、心配事について、試しに相談してみる。色々な人の意見も聞いてみる。そうした機会にがん相談支援センターは利用できるところです。

精神腫瘍医や専門家に相談する

がん患者やその家族の心のケアを専門的に行う医師に「精神腫瘍医」がいます。がんと心の関連を研究する学問、精神腫瘍学（サイコオンコロジー）を学んだ医師です。アメリカで登場し発達した分野ですが、日本でもこうした専門医が増えてきました。同様の分野を学んだ看護師や心理カウンセラーもいます。

不安やストレスは、そうした専門家に相談することで解消できるかもしれません。気持ちが軽くなるだけでなく、がんやがん治療に関する理解が進み、治療効果が上がる可能性が大いにあります。

例えば眠れない人には睡眠導入剤を、不安で何も手につかない人には抗不安薬や抗うつ剤もあります。適切な治療を行うことで少しずつ元気を取り戻せて、がん治療の効果も上がる可能性があります。

心と体は別ものではありません。直結しています。

がんを克服し、健康を取り戻すためにも、不安やストレスを我慢する必要はありません。そんな時は、精神腫瘍科医や専門家に相談するという方法を検討してみてはいかがでしょうか。

痛みを我慢しない

がんという病気は、進行するにしたがって痛みが発生することがあります。患者さんは、どのような痛みであっても我慢すべきではありません。また我慢はどのような治療にとっても妨《さまた》げになります。

痛みを我慢していては夜もぐっすり眠れないでしょうし、食欲もなくなります。がんの痛みの多くは、今は治療で和《やわ》らげることが出来ます。痛みを取り除くための新しい薬が次々と開発され、鎮痛剤の品質は上がっています。痛みを抑えることで気分は明るくなり、生活は快適になり、やりたいことが出来るようになります。

ただ、〝痛み〟は本人にしかわからず、体温や脈などのように数字で計ることができません。どんな時に、どこが、どのように痛むのかを、患者さんが医療関係者に伝え、痛みに応じた適切な治療を受けましょう。

痛みの治療は薬だけではない

痛みには色々なタイプがあり、それに応じて治療が行われます。

おなじみなのはアスピリンやアセトアミノフェンなどの鎮痛剤です。医療用麻薬（モルヒネなど）を使う場合もあります。

痛みの原因になっている神経を麻痺させる神経ブロック注射、放射線で痛みを軽くする治療方法、骨が潰れるなどして神経が圧迫されて痛む部分を骨の内側から補強・

固定して痛みを軽減する経皮的椎体《ついたい》形成術（骨セメント）といった方法もあります。

またマッサージや鍼灸《しんきゅう》で痛む部分の周辺の筋肉のこわばりをとったり、抗うつ剤、抗不安薬などで心のケアをすることで楽になる痛みもあります。

モルヒネなどの医療用麻薬は、「中毒になる」「命が縮む」「最後の手段」といった恐れを抱く人もいますが、それは誤解です。医療用麻薬は、医師が適切に処方し、その範囲で使う限り、中毒＝薬物依存になったりすることはありません。

副作用対策で治療がスムーズに

がん治療の副作用はよく知られています。一昔前は、がんのつらさより副作用の方がつらいと言われていました。副作用といっても特に抗がん剤の副作用を指しています。

しかし今日、そうした問題はかなり改善されています。第1章でも述べたように、多くの患者さんが「思ったほどつらくなかった」「拍子抜けするほど苦しさはなかった」

と証言しています。本書の第5章にご登場いただいた方たちも、がん治療の副作用でつらいと思ったことはあまりない、という方がほとんどでした。

もちろん第1章で述べているように、がんの種類や治療法によっては本当につらい副作用と闘わなければなりませんが、全体でみると副作用は軽減されているという印象です。

そのため抗がん剤治療の多くが通院で、あるいは自宅での服用になり、がん治療のイメージを大きく変えています。

なぜがん治療、特に抗がん剤治療は以前ほどつらくなくなったのでしょうか。それにはいくつかの理由があります。ここであらためてまとめてみます。

▼抗がん剤のタイプが変わった

抗がん剤開発の歴史をみると、初期(1960年〜1990年ごろ)は主に殺細胞性抗がん剤が中心でした。〝殺細胞性〟とはおそろしい名前です。もちろん抗がん剤は「がん細胞を殺す薬」なのですが、それだけでなく正常な細胞にも作用してしまうため、脱毛、胃腸障害、嘔吐《おうと》、免疫細胞や血小板の減少など深刻な副作用を起こしてしまいます。

しかし、その後登場した分子標的薬は、ターゲットを絞り込んでがん細胞を攻撃することで、副作用がかなり抑えられたのです。

それ以降も抗がん剤開発は、可能な限りがん細胞以外を傷つけないようにターゲットを絞り込む方向で進歩しました。さらに免疫チェックポイント阻害剤のように、がん細胞を狙うのではなくがん免疫を活性化する方向に展開してきたので、以前のようなつらい副作用はかなり抑え込まれているようです。

もちろん分子標的薬も免疫チェックポイント阻害剤も、副作用がないわけではありません。それぞれ、薬がどこにどのように作用するかで特徴的な副作用があります。

ただし相対的に、以前のように、ほとんどの人が一斉に同じ症状に苦しむことは少なくなっています。

▼事前事後の副作用対策が充実した

多くの副作用には事前対策、治療中・治療後のケアが行われています。
患者さんが特につらく感じるのは吐き気や嘔吐ですが、この副作用が現れることがわかっている場合には、事前に吐き気を抑える制吐剤を投与します。抗がん剤投与の前日に制吐剤のみを投与し、翌日から抗がん剤というスケジュールもあるようです。制吐剤そのものも品質が上がっています。

抗がん剤が、治療とは関係のない手足など末端の組織に影響しないよう、弾性圧迫手袋・ソックスなどを着用して抗がん剤を投与することもあります。これで手足のしびれが軽減されます。

口内炎の予防やケアには、粘膜を保護するうがい薬や塗り薬があります。細菌感染があれば抗菌薬や抗生剤が処方されることもあります。痛みが強いときには麻酔薬を口にふくませてやわらげることもあります。

他にも便秘や下痢、頭痛や貧血、白血球減少など多種多様な副作用がありますが、それぞれに細やかな対応策が講じられています。

▼QOLを重視する医療になった

抗がん剤の副作用に限らず、がん治療は苦痛を伴うイメージがあります。それは以前の治療方針によるところが大きかったようです。何が何でもがんを根こそぎやっつけて、1分1秒でも早くがんを消滅させる。こうした攻撃的な治療は、ともすれば患者さんの体に回復できない後遺症を残し、命を削ることになってしまいます。

その反省と治療法の進歩が、今日のがん治療につながっているようです。

がん治療は今、QOL重視の時代です。患者さんの人生と生活を大切にし、その人に合った、その人の望む治療を行う時代です。

こうした治療方針にのっとって進めるので、抗がん剤の副作用も以前ほど苦しくはないのだと思われます。

治療は働きながら進めるのが当たり前

もしがんになったらどうしよう。多くの人は、「がんになったら、治療に専念するため、仕事は辞める」ものだと考えているのではないでしょうか。

日本人の2人に1人ががんになる時代です。確かに中高年以降に増加しますが、若くてもがんになりますし、子どもがかかりやすいがんもあります。調査によると、がん患者の3人に1人が就労世代、つまり社会の中枢で働く年代です。

40代、50代、家のローンや子どもの教育費がのしかかる年代。がんになったからといって簡単に仕事を辞められる人はどれくらいいるでしょうか。無収入で治療に専念するわけにもいきません。高額療養費制度を使っても、負担はかなりのものです。がん保険は全ての治療費を賄《まかな》えるでしょうか。治った後で同じ会社の同じポジションに戻れるでしょうか。

東京都福祉保健局による「がん患者の就労等に関する実態調査」（2014年）によると、がん患者のうち80％以上の人が、今後も仕事を続けたいと答えています。理由は「生計の維持」「医療費を賄うため」という経済的理由が多数を占めていました。

継続して働いている人はどのくらい？

ではがんになっても働き続けている人はどのくらいいるのでしょう。

厚生労働省「令和元年国民生活基礎調査」によると、男性18・6万人、女性26・2万人、計44・8万人が、がん治療のため通院しながら仕事を続けていることがわかりました。

40万人以上というのは驚くべき数字ではないでしょうか。ただし、これらの人々がすべて健康な人のように毎日フルタイムで働いているわけではなく、〝何らかの仕事をして収入を得ている〟という意味です。仕事の中身も様々です。

一方、完治して（10年再発なし）職場復帰した人もいるでしょうから、そうした人を含めれば、さらに多くなるでしょう。

このように働くがん患者がたくさんいる背景には、検査や治療の進歩等による入院日数の減少や支援体制の拡充があります。

がん治療のための入院日数は、厚生労働省の「平成11年と平成29年の患者調査の概況」を比較すると平成29年のほうが短くなっています。平成11年の入院日数約31日から平成29年は約17日ですから半分以下です。

がん治療は通院でできるものが大変多くなりました。特に抗がん剤は、「基本的に通院で行う」のが主流です。副作用対策が進み、体への負担が減ったので通院で治療が可能になってきたようです。外科手術も、内視鏡手術の進歩で入院日数が減り、回復、退院が早くなっています。

こうして時間や体力に余裕ができることで、治療をしながら働く人が増えたのです。

あわてて仕事を辞めないで

一方、仕事を辞める人も少なくありません。調査によってばらつきはあるものの、治療のために離職する人はがん患者の3割前後と把握されています。そのほとんどが自ら辞表を提出する依願退職。またがんと診断されてすぐ辞めてしまう人も多いようです。

誰もが、がんと聞くと気が動転して「入院して治療するのだから会社は辞めなきゃ」と思いがちです。しかし前述のように、実際は通院で治療を受けながら、仕事が可能な人もたくさんいるのです。

仕事を辞めれば普通は収入が減ってしまいます。あわてて仕事を辞めるのではなく、治療計画や主治医との相談、そして勤め先とも相談して、仕事を続ける方法を考えた方がいいのではないでしょうか。

会社は、病気を理由に社員を勝手に解雇することはできません。会社と相談して、何らかの形で仕事を続ける方法を考える時代になったと言えるでしょう。

昨今はコロナ禍でリモートワーク、テレワークが推奨され、在宅で仕事をする人が増えています。働く目的は、第一には生活のためでしょう。病気の際の治療費捻出《ねんしゅつ》も、生活費の一部とも言えます。ただそれだけではなく、誰にとっても、働くことは社会参加です。そして自身の存在証明でもあります。そう考えると、がんになっても働くことの意義がより大きなものになっていきます。

第4章

がんを退けるための新常識

がんサバイバー生存率はなぜ伸びるのか

本書のプロローグや第5章にご登場いただいた方たちは、医療機関での治療以外にも様々な方法を取り入れてがんと闘っておられます。標準治療に加えて温熱療法や乳酸菌、食事療法などの補助的な方法を取り入れ、自分に合ったサプリメントを選ぶなど、いくつもの創意工夫を重ねておられました。

また医療機関で定期的に検査を受け、その結果を理解して生活に反映されておられました。がんサバイバーとして見事と言っていいでしょう。

本書第1章で、がんサバイバー生存率についてご紹介しましたが、治療を重ね、時間を重ねるうちに生存率がじわじわと伸びていきます。すい臓がんや胆管がんといった難しいがんでも、2年、3年とたつにつれ、その先の生存率がどんどん延びていきます。

こうしたデータの裏には、がん治療の免疫療法へのシフトと、本書でご紹介しているような、患者さん自身の創意工夫の積み重ねがあるのではないかと思います。

再発や転移があっても、それを克服していくと、やがてがんが再び頭をもたげなくなる。それは医療機関でのがん治療だけではなしえないものです。

では、そんながんサバイバーたちが、どんな生活を送り、どんな創意工夫をしているのかは、今まさにがん治療真っただ中の方たちにとって非常に貴重かつ有用な情報になるはずです。ぜひヒントにしていただきたいものです。

がん免疫を高めるのは患者さんの体調

がんを克服するために、最も重要なのは何でしょう。当たり前の話で恐縮ですが、それは患者さんの体調ではないでしょうか。

バランスの取れた食事をしっかり食べる。充分な睡眠をとる。定期的に運動する。趣味を楽しむ。人と関わり、よくしゃべり、よく笑う。体を清潔に保ち、風邪などの感染症を防ぐ。そうした当たり前の生活が体調を良好に保ち、がんを退けます。いわゆる〝健康的な生活〟が、実は最もがん免疫の強化につながるのです。

がんを防ぎ、がんを克服する免疫システムは、きわめてストレスに弱いことが知られています。ストレスとはいわゆる精神的なストレスだけでなく、栄養バランスの乱れや睡眠不足、蓄積した疲労、便秘、過度の飲酒や喫煙など心身にかかるあらゆる負荷をふくみます。

そうしたストレスが重なると、がん免疫を担う免疫細胞は数が減り、不活発になり、充分な働きが出来なくなっていきます。がん細胞にとって、これは増殖や転移の絶好の機会になってしまいます。

バランスのとれた食事をすると体が必要とする栄養が行き渡り、適度な運動によって血流がよくなると消化吸収、排泄《はいせつ》などの新陳代謝がうまくいくようになります。充分な睡眠がとれると疲労は回復し、まず自身が体調のよさを感じ気分がよくなります。そして全身の免疫システムが活発に働いてくれます。

第5章で登場するＩ・Ｉさん（Ｐ２０２）は、がんの原因がこれまでの生活習慣の積み重ねと認識し、食生活を中心に改善をされました。がんは小さくなり、腫瘍マーカーも正常値に戻り、現在もお元気にお過ごしになられています。

療養中の方は思い通りに活動するのは難しいかもしれませんが、出来る範囲で体調を管理し、健康的な生活をおくることをおすすめします。

次に自分でできる抗がん療法についてご紹介します。

運動療法

運動は万能の薬。定期的な運動で脳と筋肉と免疫を活性化する

近年、運動には高い健康効果があることがわかってきました。どのような病状の人も、出来る範囲で体を動かし、定期的な運動を続けると様々な病気を退け、健康上のメリットがあります。がんであってもそれは変わりません。

運動するとまず血流がよくなります。血液は頭のてっぺんからつま先まで、全身に酸素と栄養を運びます。そうして老廃物や二酸化炭素は回収されていきます。

こうして代謝が活発になり、ストレス解消になり、がんに対する免疫機能も高まります。筋肉がつき運動機能が高くなると体力も増し、疲れにくくなります。日中、適度に運動すると、心地よい疲労で夜はよく眠れるようになります。

この良好な体調は免疫システムにとっても最良の状態です。

逆に運動を全くしないとどうなるでしょう。筋肉を長時間使わない生活、例えば1日寝たきりの状態でいると、1日3～5％も筋肉が萎縮し、筋力が低下していきます。筋肉は腕や足だけについているのではなく、心臓も胃腸も顔も筋肉で動いているので、それらを動かす筋力も減っていきます。

骨や筋肉は、日々、体を支えることでその機能を維持していますが、使わなければ、当然機能も衰えていきます。それによって骨はもろくなり、筋肉もあっという間に衰えて細くなっていくのです。

脳の状態はどうでしょう。適度な運動をすると、頭がすっきりして気分がよくなるのは誰もが経験済みです。その時、脳では様々な脳内物質が放出されています。

例えばストレスや痛みを和らげるエンドルフィン、快楽物質と言われるドーパミン

（不足するとうつ症状に）、心を安定させるセロトニンなどがたっぷり分泌されます。これが「頭がすっきり、気分がよい」の脳内の状態なのです。

では運動を全くしなければ、脳では何が起こるのでしょう。今述べた健康効果の高い脳内物質があまり分泌されなくなります。ストレスがたまり、痛みは改善せず、鬱《うっ》積《せき》した気分、イライラ、快感や安心感を感じられない、ということになります。ストレスに弱い免疫システムも弱体化してしまいます。

運動は再発を防ぎ生存期間を延ばす

アメリカでは次のような調査結果が発表されています。

米国がん協会（American Cancer Society, ACS）の「がんサバイバーにおける栄養および身体活動のガイドライン（２０２２年）」によると、これまでの多くの大規模な研究の結果、適度な運動が、乳がん、大腸がん、前立腺がん、卵巣がん患者の再発リスクを減らし、生存期間を延ばすことが示されています。

同じくアメリカにおける乳がん患者についてのメタ解析（複数の研究結果を，統計的な方法を用いて統合すること）では、運動は乳がん患者の再発率を24％減少させ、乳がんによる死亡率を34％も減少させることが分かりました。運動はまるでがんの特効薬です。

最近の研究で、筋肉からは様々な物質が分泌されていることがわかってきました。例えば運動によって、筋肉から分泌される生理活性物質を総称してマイオカインと呼びますが、それには次のようなものが含まれています。

スパーク（SPARC, secreted protein acidic and rich in cysteine）はがん細胞、および前がん細胞のアポトーシスを促し、大腸がんに対して抗がん作用を示します。

イリシンは乳がんを抑制し、炎症を抑えるホルモンです。

ＩＬ-６（インターロイキン-６）は、がんを発見するや否《いな》やこれを攻撃するＮＫ細胞を活性化するサイトカインです。

いずれも抗がん作用をもつ物質であることがわかります。筋肉はまるでがんの特効薬を製造する工場のようです。

リハビリからストレッチ、散歩とレベルを上げていく

運動のレベルは人それぞれです。無理のないペースで、体を動かしてみましょう。朝起きて着替える、トイレに行く、顔を洗う、食事をする、新聞を取りに行く、階段を上り下りする、入浴するといった身の回りのことからスタートするのもいいでしょう。

理学療法士の指導を受けながらのストレッチ、歩行訓練や体操などのリハビリテーションなら、無理なく効果を上げることが出来るでしょう。

体力が回復してきたら外出してみます。天気の良い日に近所を散歩し、日光を浴びます。コンビニで買い物。近所の人に挨拶。知り合いに会ったら世間話。運動と併せて社会復帰の一歩になります。

ただ感染症はこわいので、外ではマスクをして、帰宅後は忘れずに手洗いやうがいをしましょう。

療養中の方には、筋肉モリモリになるような運動をすぐさま勧めるわけにはいきませんが、少しずつ運動を取り入れていく価値は大いにあります。

運動はがんの特効薬。そう考えながら体を動かすと、効果がさらに上がりそうです。

充分な睡眠

睡眠はがん免疫を強化する

充分な睡眠が心身の疲れを解消し、体調を整えることは誰もが経験していることです。ぐっすり眠れると人は満足し、ストレス解消にもつながり、免疫機能も高めることもわかっています。

我々は眠っていて自覚がありませんが、身体は様々な活動を続けています。特に成長ホルモンの分泌。このホルモンは子どもの成長にとって必要なだけでなく、大人にとっても非常に重要な働きをしています。

成長ホルモンは、我々が眠りについて2〜3時間たつと、脳幹の脳下垂体というところから分泌が始まり、全身の様々な箇所で代謝の調節を助けています。子どもと同様、筋肉や骨の形成を促し、脂肪を分解し、傷ついた細胞や組織の修復を助けます。この時、免疫システムの調整も行われます。

がんをやっつける免疫システムは、前にも述べたようにストレスにとても弱い。睡眠不足や疲労、ストレスによって免疫細胞が減少し、働きが鈍くなり、弱体化していきます。弱った免疫システムを回復させるには、まず充分睡眠をとることと、睡眠中に分泌される成長ホルモンの助けが重要なのです。

ちなみに成長ホルモンは、以前は「夜10時～翌2時に分泌されるので、その時間帯には入眠していなければならない」と言われていました。しかし最近の研究では、成長ホルモンは我々が入眠して2～3時間たつと、何時であっても分泌されることがわかってきました。日中であっても少量ずつ分泌されています。無理に10時までに入眠しなくても、ぐっすり眠れれば大丈夫です。

さらに成長ホルモンは、認知機能の維持や筋肉増強、血糖値の調整など多彩な働きをしています。

睡眠とメラトニンと免疫力

睡眠に関わるもう1つ重要なホルモンにメラトニンがあります。

我々が1日の生活を終え、夜になって眠くなるのは、睡眠ホルモンと呼ばれるメラトニンが分泌されるからです。我々の体は、朝、目が覚めて体が活動モードになり、夜は眠くなって休息モードになります。これを概日リズム（サーカディアンリズム）といい、調整しているのがメラトニンです。

メラトニンが充分な睡眠のリズムを作っているから、我々は夜ぐっすり眠れて、成長ホルモンもたっぷり分泌されます。以前から睡眠時間が短いと肥満や糖尿病になりやすいことが知られていましたが、それはメラトニン不足にも原因があったようです。

メラトニンは夜間、睡眠中に分泌されますが、そのきっかけは朝の目覚めです。朝、太陽の光を浴びて覚醒するとメラトニンの分泌が減り、それから14～15時間たつと再び分泌されるというリズムにのっとっています。いわば体内時計を動かしているホルモンというわけです。

がんをやっつける免疫システムを正常に働かせるためにも、夜はしっかり睡眠をとり、体調を整えましょう。

不眠がまねく不調とがん

睡眠不足が続くと疲れがとれず、風邪もひきやすくなると感じたことはないでしょうか。ありふれた軽い体調不良ですが、睡眠と体調がいかに密接につながっているかを明確に表しています。

睡眠不足は免疫システムを弱らせ、細菌に感染しやすくなり、病気からの回復も遅くなります。前述の成長ホルモンやメラトニンなどの減少により、糖尿病や高血圧、脂質異常症などの生活習慣病にもなりやすく、うつ、認知症といった様々な病気のリスクが高くなるのです。

東北大学が女性2万4000人を7年間追跡し、睡眠時間と乳がんの発症リスクの関係を調べたところ、平均睡眠時間が6時間以下の人は、7時間以上の人に対して乳がんのリスクがおよそ1・6倍になることがわかりました。

コマーシャルでは「日本の女性は、世界で最も睡眠時間が短いと言われている。」といいます。実は女性だけでなく、日本の男性も世界標準で睡眠不足気味です。それによって免疫力が低下すると、様々ながんのリスクが高くなり、再発や転移などにもつながりやすくなります。

睡眠不足は百害あって一利なし。漫然と眠れぬ夜を過ごすのではなく、眠りやすい環境を整えるなど、充分な睡眠を確保できるよう工夫しましょう。

眠れない時は医療の助けを借りる

眠れないといっても状況は人それぞれです。例えば「寝つきが悪い」「夜中に何度も目が覚める」「夜明け前に目が覚めて眠れなくなる」「眠りが浅い」など。眠れない理由もそれぞれです。病気に関するショック、自身の将来や家族の心配など精神的なものもあれば、痛みやかゆみ、しびれといった身体的な症状もあるでしょう。

そんな時は1人で抱え込まず、医療に頼るのはどうでしょう。

睡眠導入剤や精神安定剤などの薬は日進月歩であり、軽い不調から重い不調の人まで、症状に応じた薬を処方してもらえます。依存性や効きすぎなどの心配もまずないでしょう。

もし、精神的な悩みで、家族や周囲の人にはなかなか話せない、ということであれば、腫瘍精神科、心理カウンセラー、あるいはがん相談支援センターの窓口で相談にのってくれます。ふだんは関わりのない第三者の方が、気兼ねなく何でも話せるということもあります。誰かに胸の内を吐露《とろ》することで気持ちが楽になり、よく眠れるようになるかもしれません。

ただ、充分な睡眠といっても、何が〝充分〟かは人によって違います。充分と感じる睡眠時間や睡眠パターンは人それぞれです。あまり時間にこだわらず、本人が満足できる睡眠であればよしとしましょう。

生活と睡眠の関係を考えると、やはり規則正しい生活をすることが基本です。朝、決まった時間に起き、朝日を浴びるようにする。別項で睡眠とメラトニンの関係を述べましたが、覚醒と睡眠のサイクルにスイッチが入って、夜にメラトニンが分泌され、よく眠れるようになるかもしれません。

また運動による軽い肉体疲労も良質な睡眠につながります。

「そのうち眠れればいい」といった健康状態ならば、眠れるまで待てばいいでしょう。しかし、がん治療、がん免疫のことを考えれば、充分な睡眠をとれることが肝要です。

食事療法

体力と免疫力は充分な栄養が必要

がん治療やその後の療養には体力が必要です。そのためにはエネルギーとなる栄養をしっかり摂《と》って、治療のダメージに負けない体、すみやかに回復する体を作っておくことが大切です。

がんによい食品、免疫力を高めるとされる食品は色々ありますが、治療中、療養中は、まずは食べて体力をつけることを考えた方がいいのではないでしょうか。

がんの種類や病状によっては、食べられるもの、食べられないものがあるかもしれません。その都度《つど》、医師や担当のスタッフから指示があります。それをもとに、できるだけおいしく食べられるものを、色合いや触感に工夫して食べることです。共通するのは、免疫力が低下していると感染症にかかりやすくなるので、食中毒などのリスクのある生ものは避けること。加熱調理したものを食べることです。

基本的に、エネルギーになる糖質と、タンパク質、ビタミン、ミネラルが不足しないような食事をとること。ようするにバランスのとれた食事がよいということです。

病状によってはこれまでどおり食事がとれない、とれるようになるまでに時間がかかることもあります。そのため、自宅での食生活が心配になることが多いかもしれません。

でも大丈夫です。食事の内容によってがんが進行したり、治療の経過に影響を及ぼすことはまずありません。

自分にはどんな食事療法が合っているのか

「You are what you eat.」という西洋の諺《ことわざ》があります。「汝《なんじ》は汝の食べたもので出来ている」と訳されています。我々の体は、我々が毎日食べているもので出来ています。食べ物が消化、分解、吸収、再合成されて我々の体は出来ているのです。

そうして、毎日どんなものを食べているかに応じて消化酵素が分泌され、食品が分解、吸収、再合成されて細胞となり、組織となり、我々の体になっています。

日常的に食べているもの、食品の種類や食習慣によって消化酵素が違うので、ふだん食べ慣れないものを食べるとお腹をこわしたり、そこまでいかないけれどお腹がゆるい感じがしたりと不具合を感じます。海外旅行に出かけると脂っこい料理ばかりでぐったりし、白いごはんや日本蕎麦《そば》が食べたくなるのは、実際に胃腸が不慣れな食品ばかり持ち込まれて困っているのだと考えて間違いありません。

それでもしばらくそうした食事を続けていると、いつのまにか慣れてしまいます。胃腸も適応して、きちんと消化吸収をするようになっていきます。

では、がんを退ける食事療法はどうなのでしょう。あまりにたくさんの情報があり、多種多様の食事療法があり、何が正解かはわかりません。ひょっとすれば正解だといえる食事療法は人によって違うのではないかと思われます。

第五章でご紹介するがんサバイバーの方たちの中には、自然療法といった食事を続けて、とても体調がよくなった方がおられます。きっとその食事が合っていたのでしょう。有害だとされる食品を避ける人もいます。最近ではグルテン（小麦粉由来のタンパク質）や精米した穀物を否定するトレンドがあるようです。

最良の食事は何か、色々試すのも創意工夫ですし、その中に自分にあった食事療法がみつかるかもしれません。ただし、がん治療を乗り越える体力、そして免疫力を落とさないように、必要な栄養はしっかりとった方がよいでしょう。

がんに漢方薬は当たり前

漢方は今、がん治療においてなくてはならない役目を担っています。

漢方は西洋医学とは異なる角度から人間の身体をとらえ、何が健康な状態か、どうすれば健康な状態にもどせるかを試みる医学です。西洋医学のようにがんを直接切ったり叩いたりはしませんが、つらい症状を和らげ、気力、体力、そして自然治癒力を高めて健康に近づけるノウハウを持っています。

少し前までは、漢方薬に対して「科学的根拠が乏《とぼ》しい」として否定的だった医師がたくさんいました。けれども漢方薬によって多くの患者さんが元気を取り戻したという情報が広まり、考えを変える医師が増えているのです。今、医療機関で漢方薬を処方しないところは珍しいと言っていいでしょう。

近年は、がん治療に伴う副作用対策で漢方薬が有効だとする報告が増えています。

例えば国立がん研究センター研究所の上園保仁医師らのグループは、次のような報告をしています。国内の388の中核がん治療病院の緩和ケアチームと、緩和ケアユニットのある161の認定医療施設に所属する医師へのアンケート結果から、過半数を超える6割以上の医師が漢方薬を利用しているという最新事情を明らかにしました。

現実に、日本各地のがんセンターでは、漢方外来、漢方サポートセンターといった部門が出来、多くの患者さんの治療に当たっています。

漢方薬で症状を緩和しがん治療を成功につなげる

がんに対する漢方治療では、150ほどの漢方薬を組み合わせて処方されます。使用目的は不眠やうつ、食欲不振、口喝《こうかつ》、下痢や便秘、手足のしびれ、倦怠感《けんたいかん》など、日々患者さんを苦しめる症状の緩和や改善です。

つらい症状がなくなり体調がよくなることで、患者さんの回復への可能性は大きく広がります。体調悪化で続けられなくなった抗がん剤を再開したり、新たな治療を開始することもあります。

ただ漢方薬には難しい点があります。漢方薬には漢方薬を作っているメーカーによるマニュアルがあるものの、その通りの処方がうまくいくとは限らないことです。漢方は本来、患者さんの体質や体調など、いわゆる「証《しょう》」を見て処方するものなので、同じ症状でも同じ薬が効くとは限りません。

特にがんでは、患者さんはがんそのものより抗がん剤や手術などの治療によって弱っていることが多いものです。いったん薬を処方しても、様子を見ながら、効き目を見ながら、漢方薬を変えていくのが理想です。

できるだけ患者さんの状態を診て、この人にはどんな漢方薬が必要かを細やかに判断できる医師がたくさんいることが望まれます。

がん治療は標準治療で、と決めつける時代ではありません。また標準治療だけを頼みにしていては治るものも治らないケースがあります。標準治療を基本として、免疫療法、先進医療、漢方、その他の補完代替療法など様々な方法を組み合わせて行う統合医療が治療としてふさわしいと言えるでしょう。そうすることで回復の可能性は大きくなり、必要以上に患者さんが苦しむこともなくなるでしょう。

がんの周辺症状、治療の副作用を抑える

がんにおける漢方薬は、それ自体でがんを小さくしたり消滅させたりするものではありません。がんによって起こる症状、例えば不眠、だるさ、痛み、しびれ、不安感などを緩和し、体調を整えることを得意としています。したがって、がんの標準治療の補助的な目的で使用するとうまくいくことが多いようです。

ただ、中にはＮＫ細胞（がんを直接攻撃する免疫細胞）を活性化することが確認された補中益気湯《ほちゅうえっきとう》や、マクロファージ（がんを発見して攻撃、抗原として他の免疫細胞に連絡）を活性化する十全大補湯《じゅうぜんだいほうとう》など、がん免疫を高める漢方薬もあります。

他には食欲不振、無気力、四肢倦怠《けんたい》の著しい場合に四君子湯《しくんしとう》、悪心《おしん》、嘔吐・食欲不振などの消化器の症状がある場合、がん治療で気虚《ききょ》になった場合の補中益気湯、体重の

減少や筋力の低下、皮膚の枯燥《こそう》など物質面の低下を伴う場合の十全大補湯などがあります。

漢方によるがん治療では、こうした薬を処方して、その後の様子を観察しながら小まめに薬を変えていきます。これで体調がよくなり、回復を目指せる人は個別のがん治療にシフトしていきます。もちろん標準治療や先進医療が主要な選択肢です。

弱っているうちは「がんをやっつける」のではなく、気力、体力を整えてがんとタイ(同等)にする。「やっつける」のはそれからです。漢方をがん治療に取り入れるのは、理にかなった戦略ではないでしょうか。

患者の半数が利用する補完代替療法

がんの患者さんで、病院での治療以外に何かしら効果のありそうなものを試している人はたくさんおられることでしょう。漢方薬、ビタミン剤、サプリメント、鍼灸、整体、マッサージ、アーユルヴェーダ、温泉療法、アロマテラピー、ゲルソン療法、マクロビオティック……。まだまだたくさんの方法があります。

2005年の厚生労働省の統計によると、これら補完代替療法と呼ばれるものを試している人（試したことがある人）は、がん患者の約半数に上るようです。この調査に本人が回答したとすれば、中には試していても「NO」と答える人もいるでしょう。実際はもっと多いのではないでしょうか。

かつてはこうした方法は「エビデンス（科学的根拠）がない」として否定的な医師・医療関係者がたくさんいました。

しかし、最近は風潮が大きく変わりました。なぜなら、欧米では補完代替療法は日本より普通に行われており、その視線は日本をはじめとした東洋医学に注がれているからです。漢方薬やその素材の需要が急増しているのも、まさにその表れだと言えるでしょう。

日本の医学はこうした欧米のトレンドに弱く、いつのまにか宗旨替えをして、補完代替療法を評価するようになっています。

また既に漢方薬は西洋薬と同様に処方されていますし、マッサージなどの理学療法も当たり前に病院内で実施されています。いずれも健康保険適用です。

欧米ではこうした方法は基本的に自由診療であることを考えると、日本は必ずしも西洋医学一辺倒の頑迷《がんめい》な国ではないと言えるでしょう。

最近は、通常の医学治療と補完代替療法を組み合わせる医療を「統合医療」と呼び、医療機関でも徐々に行われるようになっています。

世界標準のアメリカの補完代替療法、そして統合腫瘍学

東洋医学に対する欧米の評価が上がるにつれて、日本の医療も変わってきました。西洋医学の最先端であるアメリカでは、補完代替医療が盛んで、がんに関しては全米トップクラスの病院が、統合医療という看板を掲げて治療にあたっています。例えばスローン・ケタリング記念がんセンターやテキサス大学ＭＤアンダーソンがんセンター、メイヨークリニック（全米病院ランキング１位）などがそれです。

またアメリカの医科大学の半数以上が補完代替医療の授業や教育コースを設けてお

り、医師としてこの分野を知らないではやっていけない状況になっています。

最近ではがんの治療を統合療法で行う「統合腫瘍学」という分野も活発になっており、前述の名だたる病院や研究機関が導入しています。興味深いのはがん治療に様々な補完代替療法を取り入れ、その有効、無効を公表していることです。

アメリカだけでなくヨーロッパでも、がんの統合療法は支持されています。ヨーロッパにも古くから伝わる民間療法があり、通常の医療と併せて利用するのが当たり前だからです。

ただ1つ断っておきたいのは、欧米における補完代替療法、そして統合療法は、常に科学的検証を繰り返し、有効性が確かめられているということ。やみくもに話題のサプリメントが使われたりしているわけではありません。

その結果、これまでがんに効果があるとされたビタミンAが逆に「要注意物質」になったり、がんの血管新生を防ぐとされたサメ軟骨が「効果なし」とされるなど、評価が変わるものが出てきました。ビタミン類は総じてがんに対して要注意の判定が下りつつあるようです。

そうした検証の中で有効性が認められたものが、世界標準の補完代替療法だと言えるでしょう。

医学教育界にも補完代替療法の流れ

一般的にはほとんど知られていませんが、医学教育界では補完代替療法に関して、ちょっとした事件があったようです。それはアメリカからのある通告に始まります。

「2023年以降、国際基準で認定された医学部以外の出身者には、米国で医師になる申請資格を与えない」

どうも日本の大学の医学部には、アメリカから見ると何らかの不備があり、このままでは日本の医学部出身者はアメリカで医師になれない、という内容のようです。これは「2023年問題」と呼ばれていました。

いったい日本の何が、アメリカ医学教育界のお気に召さなかったのでしょうか。それは日本の医学教育のプログラムに「補完医療(非正統的、伝統的、代替医療を含む)」

のカリキュラムがないこと、だったようです。

アメリカでは、国立衛生研究所（ＮＩＨ）に属する国立補完統合衛生センター（National Center for Complementary and Integrative Health：NCCIH）が存在。統合医療・補完代替療法に関する研究・教育事業等に対して、年間3億ドル以上の国家予算を投じています。また多くの医科大学において、補完代替療法がカリキュラムに取り入れられています。

さらに補完代替療法を近代西洋医学と組み合わせ実践・提供する統合医療の施設・センターも大学病院等に併設され始めています。

一方、日本では、統合医療・補完代替療法を専門とする公的研究機関は存在しません。大学医学部においても、統合医療・補完代替療法を学べるところはごくわずかです。

アメリカからの外圧がきっかけとなって、補完代替医療がもう一段階、日本の医療界に浸透していく、今はその入り口にあると言えそうです。

（参考）ＷＥＢ医事新報【識者の眼】「医学教育における補完代替療法の位置づけは？」Ｎｏ．５０４６（２０２１年1月9日発行）より

信頼性の高いサプリメントを選ぶ

サプリメントは人が口にするものなので、その中身は厳しくチェックされていなければなりません。安全性、科学的根拠、販売方法など、信頼に足るかどうか考えてみましょう。

①安全性について

がんに対する効果を期待するサプリメントは、がん患者さんが口にするものです。そこには確かな安全性が求められます。そのためには原材料のレベルから加工、製品化のあらゆる段階での管理がなされていること。そしてその結果が製品に表示され、ユーザーが確認しようとすれば可能であることがベストです。

原材料に安全性が確認されていても、製造工程で不純物が混入する恐れもあります。医薬品や化粧品同様、健康食品にも安全基準が設けられています。こうした基準をクリアしているかどうかについては、製造会社によるものではなく、第三者機関である食品分析会社で分析したデータのみ有効とされています。

安全性について試験を受けていれば、まずそのサプリメントのウェブサイトで公表しているはずです。もしそうした記述がないようであれば、安全性に関しては疑問符がつきます。有名な大企業が製造販売しているサプリメントでも、安全性試験についてて全くふれていないものがあります。これでは安心して使うことが出来ません。

本書でご紹介しているキシロフコ・グリクロナンは、次のように安全性試験をクリアしており、安心して使用していただけると言えるでしょう。


【キシロフコ・グリクロナンの安全性試験とその結果データ】

・重金属（Ｐｂ）：20ｐｐｍ以下
・ヒ素（Ａｓ２Ｏ３）：10ｐｐｍ以下
・一般生菌数：３０００個／ｇ以下

・大腸菌群：陰性
・急性経口毒性：ラット2000㎎／kg投与で異常なし
・変異原性試験：Ames法によって異常なし
・有害物質検査（総水銀・カドミウム）：原子吸光により問題なし
・残留農薬試験一斉分析（400種）：超臨界（流体）抽出‐GC／MS　問題なし
・動物用医薬品等一斉分析（40種）：LC／MS　問題なし

②科学的根拠について

医学治療は「科学的根拠（エビデンス）に基づいたもの」でなければなりません。現代においてはサプリメントも同様です。

特にがんに対しての効果を期待するサプリメントであれば、その研究には医科学分野の専門家や研究者が携わり、様々な角度から実験や検証を行っていることが重要です。細胞や動物実験、そしてヒトを対象にした臨床試験などで有効性を確かめていなければなりません。そしてその結果は、学会発表や学術誌への論文投稿などで、広く世の中に公表していることが信頼に足るといえるでしょう。

サプリメント大国アメリカでは、医療費が高額なこともあって、体調が悪くてもすぐ病院にはいかず、多くの人が市販されているサプリメントで対応しています。サプリメントの種類も日本とは比較にならないほど膨大です。

そうした社会状況であるため、サプリメントの品質や有効性に対する評価も厳しく、いい加減なものは批判され、淘汰《とうた》されます。

以前も、感染症や疫学の研究では全米トップクラスのジョンズ・ホプキンス大学の研究者たちのグループが、「ビタミンやミネラルには健康効果が全くない」という論文を発表して物議をかもしました。これは1つの研究報告であって、それでビタミンやミネラルの評価が決定する訳《わけ》ではありません。

サプリメントは薬ではなくても、人が飲用し体の中で何らかの化学反応が起きるのですから、科学的な検証はしっかりやっていなければならないと言えます。

本書の第2章では、キシロフコ・グリクロナンに関する科学的検証をご紹介しています。がんに関して様々な角度で研究され実験が行われていることがわかります。こうした科学的検証を重ねていれば有効性に期待が持てます。

③薬やサプリメントの相互作用

薬やサプリメントの相互作用（飲み合わせ）の問題も忘れてはいけない要素です。まず薬に関しては、処方される際に他にどんな薬を使っているのか確認されますが、サプリメントにはそうしたシステムはありません。使用する人が知識を持ち、意識的に、問題のある飲み合わせを回避する必要があります。患者さんの病状によっては、ありふれたビタミン剤でも避けた方がよい場合があります。

例えば患者さんが、血小板が減少している、抗凝固剤（血液が固まりにくくなる）を使っている、手術を予定しているといった場合は、ビタミンC、ビタミンEなどの血液の凝固に対して作用のあるものは、抗凝固剤の効果に影響するのでよくないとされています。

後ほど詳しく述べますが、抗がん剤や放射線治療では、抗酸化作用のあるサプリメントは要注意という説があります。

セントジョーンズワートは要注意

多くの医薬品との相互作用が問題視されているサプリメントに、セントジョーンズワート（日本名セイヨウオトギリソウ）があります。

このサプリメントは、古代ギリシアまでさかのぼって、ヨーロッパの伝統医学で使用されていました。腎疾患、肺疾患、不眠症、うつ病などの様々な症状・疾患や創傷治癒促進に使用されてきました。

現在でもセントジョーンズワートは、うつ病、更年期障害の症状、注意欠陥性多動性障害（attention-deficit hyperactivity disorder：ADHD）、不安障害、強迫性障害などの疾患に良いとされています。

これまでこのサプリメントは、うつ病での使用と医薬品との相互作用について、広範な研究がされています。その結果、多くの薬剤と危険な、ときに生命を脅かす形で相互作用する可能性があることが明確に示されています。そのため様々な医療に関する場面で、セントジョーンズワートの服用について注意喚起されます。

セントジョーンズワートのみを使っているのであれば、軽度および中等度のうつ病に対して一定の効能を認められていますが、それ以外の症状・疾患に対してエビデンスが充分でない、または有用ではないとされています。また、多くの薬やサプリメントと併用は禁忌であることをご記憶ください。

（セントジョーンズワート資料　厚生労働省『「統合医療」に係る情報発信等推進事業』より）

④販売方法や広告に問題はないか

サプリメントの中身だけでなく、どのように販売されているかも注意が必要です。販売方法に問題があれば、そこに関わる人間が信用できません。ひいては中身も疑わしくなります。

例えば次のような事例がそうです。

インターネット内には大げさ、虚偽、不審、わざと誤解させるような触れ込み、どこの誰が売っているのかわからない商品の広告があふれています。実際にそうした商品には、日本で禁止されている薬物や有害、あるいは粗悪な混入物がある場合がありま す。

しかも海外からの個人輸入やインターネット販売では、国が行っている検疫などのチェック機能が働いておらず、何が入っているかわからず大変危険です。

一方、そうした商品の多くは、派手で大げさな文言や過剰な演出がなされている商品が多く、一目であやしいというものも少なくありません。例えば「このサプリメントだけでがんが治る」といった極端なふれこみ。これは明らかに問題ありです。

冷静に考えれば〝おかしい〟とわかる内容でも、重い病気などで心身が弱っていると、極端な回復例を盲信《もうしん》してしまうことがあります。さらにこうしたサプリメントだけを使うようになり、通常の医学治療を中止、あるいは治療の機会を逸《いっ》して手遅れになる患者さんがおられるようです。

過剰な宣伝、大げさな演出の商品は、それだけで中身も信用できません。宣伝文句を鵜呑《うの》みにして治療の機会を逃してしまわないよう、ご注意ください。

⑤治療の妨げになっていないか

繰り返しますが、前述の抗凝固作用のあるビタミンＥは血液をサラサラにしてしまうので、血液が固まって傷が治ることが重要な手術の前後には避けた方がよいでしょう。

同様に、がん細胞を殺す抗がん剤の中には、体内で活性酸素を大量に産生して、その活性酸素ががん細胞の遺伝子を破壊するものがあります。活性酸素の攻撃は酸化を意味しているので、抗酸化物質はこれを妨げてしまいます。したがって抗酸化物質であるビタミン類は、治療中やその前後にはやはり控《ひか》えた方がいいことになります。

放射線治療も同様です。放射線をがん細胞に照射すると活性酸素が発生し、がん細胞のＤＮＡを酸化によって切断してこれを死滅させます。したがって抗酸化物質は放射線治療にとってじゃまな存在になってしまいます。

ただ、特に治療をしていない状態であれば、抗酸化物質は紫外線や有害物質による酸化を防ぎ、むしろ有用であるといえます。あくまでがん治療においては、抗酸化物質をやめるべき時や再開しても大丈夫な時期があるといえます。

キシロフコ・グリクロナンはこの点についても問題がなく、がん治療のどの段階で使っていただいてもいいことがおわかりいただけると思います。

抗がんサプリメントに求められる免疫力の向上

がんに有効であるとは、どういったことを意味するのでしょうか。第1に考えられるのは免疫力の向上です。

がんは、ある日突然発症する病気ではありません。たった1個の正常な細胞が、DNA＝遺伝子の傷とコピーのミスにより異常になり、そのまま分裂するところから始まります。1個が2個に、2個が4個にと倍々に増えてゆき、10億個になると大きさが直径1センチ、重さ1gのがん細胞の塊《かたまり》になります。これがようやく画像診断でみつかる大きさです。最初のがん細胞が直径1センチのがんになるまで、実に10年以上かかると言われています。

われわれの体の免疫システムは、こうしたがん細胞の発生や成長に常に対応しています。免疫細胞が常に体内をパトロールし、がん細胞を見つけ次第殺傷して消してしまいます。

がん細胞は毎日数千個は発生していると考えられていますが、免疫システムが万全の体制であれば、それらはみな処分され、がんの発症には至りません。

しかし、がんは生活習慣病というように、食事や生活の乱れ、ストレス、喫煙などによってがん化する細胞は増えていきます。そして加齢により、自然に免疫力は低下していきます。免疫細胞の数は減り、反応は遅くなり、がん細胞を見逃す機会が増えていくのです。

こうして弱体化した免疫細胞の監視をかいくぐって生き残り、成長するがん細胞が増えていくのです。やがて10億個を超える塊になったがん細胞は、さらに増殖のスピードを上げ、臓器を侵食していきます。

がん細胞の発生から増殖のどの段階でも、免疫システムが強固であればがんの発症は防げます。またある程度成長したがんに対しても、がん細胞を発見、殺傷する力が強ければ、治すことが出来るでしょう。

抗がんサプリメントに求められるのは、こうした免疫の弱体化を食い止めることです。免疫細胞の数を増やし、活性を高め、再びがん細胞を退治するレベルに向上させることが最大の使命だといえるでしょう。

がん治療のダメージから免疫力を回復させる

がん細胞は大変特異な性質を持っており、同じ抗がん剤に対して耐性を獲得し、いずれは効かなくなっていきます。これを薬剤耐性といい、がんの薬物療法の最大の弱点です。

効果がなくなった抗がん剤を使い続けてもしかたがありません。次には別のタイプの抗がん剤、それがダメになったらまた別の抗がん剤という具合で、新しい薬を次々と繰り出してがんを攻撃していきます。

免疫チェックポイント阻害剤などの新しい治療法は、通常の3大療法を行って、他に方法がない状態になって初めて使われます。はじめはどうしてもがん細胞を直接攻撃する殺細胞性の薬が使われ、体のダメージも以前ほどではないにしても、それなりにあります。

こうして連続して新しい抗がん剤が投入されていく間、がん患者さんの身体も大きなダメージを受けています。そこで抗がん剤と抗がん剤の間にはインターバルをとって身体の回復を待つのですが、完全に回復するのを待っていたら、がんもまた増殖してしまいます。

大抵《たいてい》はがんが再び大きくなる前に、別の抗がん剤治療がスタートします。この時、抗がん剤に耐性がついて生き残ったがん細胞は、以前より強力に巧妙になっているので治療が難しくなってくるのです。

抗がん剤でダメージを受けているのは免疫システムも同じです。免疫細胞は細胞分裂が早いため、抗がん剤の影響を受けやすく、数を減らし力を失っていきます。

この時、抗がんサプリメントに求められるのは、やはり免疫力を向上させること。治療によって低下した免疫力を再び高め、がんに対する攻撃力を復活させることです。

がん化が起きる現場では何が起こっているのか

ここで正常な細胞がなぜがん化してしまうのか、わかっていることを述べてみます。

がんの原因として挙げられているタバコや紫外線、放射線、あるいは化学物質に含まれる様々な発がん性物質は、全て活性酸素を発生させます。この活性酸素が細胞内の遺伝子を傷つけ、傷のついたまま細胞分裂が起きてコピーされたのががん細胞です。

また組織に慢性の炎症があるとがん化が起こりやすくなりますが、炎症部分ではやはり活性酸素が多く発生し、遺伝子を傷つけて変異を起こします。

炎症によって細胞が死ぬと、それを補うために細胞増殖が起こります。細胞の増殖の繰り返しが多ければ多いほど、遺伝子に傷のついたがん細胞が生まれる可能性が増えてしまいます。

活性酸素による傷、といっても活性酸素が刃物をふりまわしたり毒をまき散らしているわけではありません。活性酸素は、単に電子が不安定な状態の酸素です。不安定であるため、周囲から電子を奪って安定しようとします。これが「酸化」という現象です。

たとえば重要な栄養素といわれる不飽和脂肪酸が酸化されると、過酸化脂質になり、血管にこびりついて動脈硬化の原因になります。タンパク質が酸化されると構成しているアミノ酸のつながりが切れてしまい、細胞膜の再生や修復がうまくいかなくなります。このように我々の体の中では、常に酸化によって細胞が傷つき、がん化する可能性が高まってくるのです。

こうした活性酸素による酸化、酸化による遺伝子の傷を防ぐために、サプリメントには強い抗酸化力が求められています。

抗酸化サプリメントとがん治療

抗酸化物質は野菜や果物などの食品中に多く含まれており、細胞や組織の酸化を防ぐことから、あらゆる種類のがんの発生を予防すると考えられています。たとえば日常的に抗酸化物質であるビタミンC、ビタミンE、カロテンなどが豊富な野菜や果物をたくさん食べる人は、がんになりにくいことがわかっています。

がんになった人も、前述のように進行を抑え、自然治癒力を高めるためにも、こうした食品を食べることがよしとされていました。

しかし別項でも述べたように、抗酸化サプリメントががん治療の妨げになる、とする説が浮上しました。

その理由を繰り返すと、放射線治療や抗がん剤による化学療法は、がん細胞の遺伝子に酸化障害を起こしてがん細胞を破壊するものです。これらの治療中に抗酸化サプリメントがたくさん体内に入ると、治療効果を妨げてしまう可能性があるというのです。

アメリカでの検証によって、ビタミンA、ビタミンC、ビタミンEなどのサプリメントが否定されたのはこうした理由からです。

しかし一方で抗酸化物質は、放射線や抗がん剤による正常な細胞や組織の障害を予防する効果があり、また治療後の傷ついた細胞の修復にとっても重要な働きをします。

したがって抗酸化サプリメントのデメリットを避けるのなら、治療前、治療中には摂取を控え、治療後に再開すればよいのではないでしょうか。治療が終わってからならば、傷ついた細胞の修復とさらなる酸化を防ぐために抗酸化サプリメントは有用です。

細胞死アポトーシスを誘導

全ての細胞には寿命があり、その寿命は遺伝子にあらかじめプログラムされています。細胞の寿命は短いものから長いものまで色々で、短命な細胞はわずか1日、長生きな細胞は何十年も生きると考えられています。

寿命がくると細胞は分裂を止め自然に死に、新しい細胞がとって代わります。この細胞の自然死のことをアポトーシスといいます。

これは正常な細胞の話で、がん化した細胞にはあてはまりません。がん細胞は寿命のプログラムが壊れてしまった細胞なので、栄養や酸素が確保されていれば死ぬことはありません。無限に増殖し無限に生き続ける細胞です。結果としてがんの宿主、つまり患者が亡くなるまで生き続けます。

そこで手術でがん細胞を除去してしまえば、増殖は止まり、がんの脅威は消滅します。初期のがんに手術が有効なのはそのためです。

ところが根治することが難しいのががんという病気で、除去したはずのがん細胞がわずかに残っていれば再発し、再び増殖を始めます。

治療薬の開発においても、がん細胞に再びアポトーシスを引き起こすことは出来ないかという研究が行われていますが、なかなか実現できないようです。

しかし自然素材をもとにしたサプリメントの中には、特異な成分によってがん細胞の自然死＝アポトーシスを誘導するものがあることがわかっています。本書でご紹介しているキシロフコ・グリクロナンは、まさにそうした成分であり、その働きは第2章でご紹介しました。

がん細胞がアポトーシス(自然死)しても、周囲の正常な細胞は全く影響されません。がん細胞のアポトーシス誘導は、がんを消滅させる理想の方法だと言えるでしょう。

がん免疫を多角的に高めるキシロフコ・グリクロナン

本章では、がん患者さんが自分に最も適したサプリメント(いわゆる抗がんサプリメント)を選ぶ時に大切なポイントについて述べてみました。では本書でご紹介しているキシロフコ・グリクロナンという成分はどうなのでしょう。

まず安全性については、含まれる重金属や細菌、農薬などの有毒物質に関して安全性試験を全てクリアしており、試験データも公開されています。このことから、キシロフコ・グリクロナンが、安心して摂取できる成分であることがわかります。

次に抗がん作用としての科学的根拠(エビデンス)があるかどうか。この点も第2章で詳しくご紹介したように、様々な角度から検証が行われています。細胞を使った試験、動物実験、そしてヒトを対象にした免疫力の試験など多くの検証を経て、有効性が確かめられています。

まとめとして繰り返すと、次のようになります。がん免疫に関する実験では、がん細胞を小さくし、がん細胞が増殖するのを防ぎ、がん細胞を攻撃する力を高めています。さらにがん細胞のアポトーシス（プログラムされた自然死）誘導もしています。

一言でがん免疫といってもキシロフコ・グリクロナンのそれは非常に多角的で、どのようながんの、どの段階であっても有効であることがわかります。

これだけ多方面からがん免疫を高める物質は、非常に珍しいと言えるでしょう。抗がんサプリメントとしてはかなり優秀です。何かがん治療に役立つサプリメントを探している方には、ぜひ選択肢に加えていただきたいものです。

第5章

がんから生還した患者の最新事例

1 相乗効果で治療がうまくいった。仕事を続けながらじっくり治していきたい

岩手県　Ｈ・Ｏさん　63歳　腎細胞がん

Ｈ・Ｏさんのがんがわかったのは２０２０年10月のことです。その頃、体調がすぐれず、あばら骨のあたりに痛みが続いていたため、病院で検査を受けました。最初は原因がわかりませんでしたが、他の病院で詳しい検査を受けて腎臓がん、中でも腎細胞がんであることがわかりました。このがんは転移しやすい性質があり、Ｈ・Ｏさんの場合も血管を伝って肺など全身あちこちに遠隔転移がありました。がんの数が多いので手術はせず、全身療法である抗がん剤の治療になりました。

そのころ、病院の治療だけでなく自分でも何か出来るものを、と思って始めたのがアントロキノノール含有エキスというサプリメントです。その後、キシロフコ・グリクロナン含有のサプリメントも追加しました。

病院の治療はとてもうまくいきました。PETで調べると、あちこちに散らばっていたがんも原発巣の腎臓のがんも消えていたそうです。

「抗がん剤も効いたのでしょうが、アントロキノノール含有エキスとキシロフコ・グリクロナンを併せて飲んでいてよかったと思います。相乗効果というのでしょうか、抗がん剤の効きがよかったように思います」（奥様談）。

「幸い主人は仕事を続けております。これまでも治療などで会社を休むことはありましたが、辞めるような状態にはならず、本当によかったと思っています」

腎細胞がんは再発の多いがんです。H・Oさんもまだ完治とは言えませんが、じっくり治していきたいと考えています。

佐野先生からひとこと

免疫力を上げるすぐれたサプリメントは、がん治療においても有用です。多くの抗がん剤はがん細胞だけでなく免疫細胞も殺してしまうため、治療後は感染に注意しなければなりません。また免疫力低下を含めて副作用がひどければ、抗がん剤を中止せざるを得ないこともあります。

キシロフコ・グリクロナンのような成分で免疫力を維持、向上させることが出来れば、がん治療が計画通りに進められ、治療後の回復もうまくいく可能性が高まります。

免疫システムは24時間、365日休みなしで働いていますが、大きくなったがんを一時《いちどき》にやっつけることはできません。その場合、手術などの西洋医学で治療しながら、免疫力を上げるサプリメントを上手に組み合わせるのが治療の効果を上げることになるでしょう。

2 抗がん剤の副作用も克服。自分で出来ることを積み重ね完治を目指す

和歌山県 中西俊隆さん(73歳) 腎盂がん

中西さんががんであることがわかったのは2020年の春のことです。ある時、血尿が出たために病院を受診、検査の結果、腎盂《じんう》がんであることがわかりました。

腎盂がんは少し珍しいがんです。腎盂は腎臓と尿管の接続部分にあって、尿を膀胱に運ぶ臓器です。尿は腎盂から尿管を経て膀胱に運ばれます。膀胱がんは比較的頻度の高いがんですが、腎盂がんの発生頻度はその20分の1と言われています。

中西さんの腎盂がんは発見時、既にリンパ節に転移があり、手術が出来ない状態でした。そこでシスプラチンなどの抗がん剤治療を行ったところ、これが非常によく効いて、半年ほどでがんがほとんど見当たらない状態になったそうです。幸い副作用もあまりなく、脱毛はありましたが、ほかに苦しいと感じることがないくらいでした。

ところがそれから3か月ほどすると、画像診断で見えなくなっていたがんが、また大きくなってきたのです。

抗がん剤の多くがそうであるように、中西さんの場合も初めに使った抗がん剤（シスプラチン等）はもう効かないそうです。そこで使うことになったのが免疫チェックポイント阻害剤のキイトルーダ（一般名ペムブロリズマブ）です。

免疫チェックポイント阻害剤は、第4のがん治療と言われる免疫療法の中心的な薬で、新しい薬が次々と登場しています。対象となるがんの種類も増えており、他の抗がん剤やがん治療との併用も積極的に行われています。

ただし、必ず効果があるというわけではありません。中西さんの場合も、残念ながら期待したほどがんは縮小しませんでした。しかもキイトルーダを中止してしばらくたってから、この薬の特徴的な副作用が出てきたのです。

はじめは体がだるい、疲れやすい、ぼんやりする、吐き気がするといったものでしたが、これは脳下垂体や副腎に障害が起こり、ホルモン分泌が低下することが原因です。最悪の場合、意識を失い、昏睡《こんすい》状態から死に至る可能性もあるとのことです。中西さんの場合、副作用はそれほどひどいものではなく、適切な処置によって回復しました。

「気が付いて病院に行ったからよかったものの、家で意識を失っていたらどうなっていたか。薬をやめて半年、1年たって副作用が起こる場合もあるそうなので、こわいですね」

脳下垂体や副腎に起こる副作用の頻度は決して多くありません。ごく稀ですが、注意が必要とされています。また免疫チェックポイント阻害剤は、がんによって免疫にかかっていたブレーキをはずす薬なので、免疫が暴走して自身を攻撃する場合もあります。

その後、中西さんが新たに受けた治療は、パドセブという抗がん剤でした。こちらは中西さんに合っていたようで、がんが縮小し、検査では見当たらないまでになりました。

中西さんは、こうしたがん治療のかたわら、様々な代替療法も並行してやっておられました。その1つがアントロキノノール含有エキスとキシロフコ・グリクロナンが配合されたサプリメントです。アントロキノノール含有エキスは薬用キノコ系の抗がんサプリメント。そしてキシロフコ・グリクロナンはアスコフィラム・ノドサムという海藻由来の成分です。この2つをがん治療と並行して使っていたことも、様々な相乗効果につながり、がんの退縮につながったのではないか、と中西さんは感じておられます。

「これが効いた、とはっきり挙げることはできませんが、自分でも色々やってみて、それがよかったのではないかと思うんです。実は他にも高濃度ビタミンや温熱療法も試しています。自分でいいと思うことはやってみるんです。そのおかげかどうかわかりませんが、食欲も落ちず、吐き気や嘔吐に悩まされることもありませんでしたよ」

がん治療は進歩しています。サプリメントの分野も研究が盛んで、治療の助けになるものが出てきている印象です。中西さんのようにサプリメントを吟味《ぎんみ》し、がん治療と並行してご自分でも出来ることを積み重ねることが、少しずつよい結果につながることは確かなようです。

佐野先生からひとこと

がん治療には色々な方法があります。どんな方法であっても、本人がしっかり考え、主体的に治療に関わることが重要です。

中西さんは複数の抗がん剤を使って、画像診断で見当たらないまでにがんを消滅させることに成功しました。ただ全てがスムーズだったわけではなく、免疫チェックポイント阻害剤を使った際には、ホルモン分泌の低下という、それが抗がん剤の副作用とは気づかないような特徴的な副作用に見舞われています。医学は進歩していますが、同時に複雑化しているので、効果を判断するのが難しい局面もあるのです。

そうした治療を経てお元気になられたのには、自分の体を冷静にとらえ、的確に判断しておられること。病院治療だけでなく、ご自分で選んだサプリメントを並行して使い、治療効果を高めていたことも重要なポイントだと思います。

3

余命3か月からがんがほぼ消失。治療拒否しても体調が回復、落ち着きを取り戻した

宮城県仙台市　佐々木豊さん　79歳　すい臓がん

膵臓がんは医学の進歩した今日でも、治療が難しいがんの1つです。ある程度進行しても症状がほとんどなく、発見が遅れることが多いためとされています。佐々木さんも2021年8月に膵臓がんが分かった時、黄疸《おうだん》が出るまで異変に気づきませんでした。病院を受診しましたが、膵臓がんがかなり進行した状態でした。

「それまでは特に症状もなくて、がんだとわかったらもうステージ4です。手術はできない状態で、抗がん剤でがんを小さくしようという治療となりました。これがやはりつらかった。胆管がつまっていたのでステントを入れて胆汁が流れるようにしましたが、そのステントから炎症が起きてひどくなったのも苦しかったですね。

苦しい治療を重ねたのに、このままだと余命3か月だと言われました。何のための

治療だったのか。次にもっと大きい病院に移って治療を、と言われましたが断りました。病院を移って治療したら寿命はどのくらい延びますか、と聞いたら半年と言われたんです。半年って、移る意味があるとは思えませんでしたので」

佐々木さんは病院での治療を一切拒否し、何かがんによいものはないかと探した結果、出会ったのがアントロキノノール含有エキスでした。さっそく飲み始めたところ、だんだん体調が持ち直してきました。腫瘍マーカーも下がってきました。

その後、佐々木さんはまた新たなサプリメントを飲み始めます。それがキシロフコ・グリクロナンです。アントロキノノール含有エキスと併せて飲んでおられ、体調もよくなったそうです。また、がんにはあまり関係ありませんが、髪の毛が黒くなってきたそうです。髪の毛が濃く黒くしっかりしてきたことに奥様も驚いておられます。

「今は病院で血液検査を受けるだけで、薬などの治療は全くしておりません。それでも体調が落ち着いています。アントロキノノール含有エキスとキシロフコ・グリクロナン、自分には合っているのでしょう。このまま継続していこうと思っております」

病院のがん治療は、時として大変苦しいものになります。にもかかわらず「余命3

か月」や「余命半年」と言われては、前向きに取り組む意欲がなくなってしまいます。

佐々木さんはご自分の判断でサプリメントと自宅療養を選ばれています。それが現在の落ち着いた状態につながっているのですから、これは正解という他ありません。

佐々木豊さんの血液検査の結果推移

	2021年11月	2022年6月	2022年7月
CEA	5.6	6.5	5.5
CA19.9	3462	1353	999.4
アミラーゼ	96		
リパーゼ	51		
ALP		295	267
γ-GTP	31	78	85

佐野先生からひとこと

治療の難しい膵臓がん。しかも「余命3か月」という状態から、がんが消えるまでに回復。これはご本人の、その時々の選択や判断によるものが大きいと思います。佐々木さんがおっしゃる通り「余命3か月から余命6か月に延びるから転院して別の治療を」と言われても、誰もが受けいれがたいと思います。

今は病院治療をやめ、ご自分に合ったサプリメントと自宅療養。そして検査だけを受けておられる。検査は重要です。体調がよい場合でもがんは必ずしも小さくなっているとは限りません。定期的に医学的な検査を受けて、客観的な評価をしていくことが重要です。佐々木さんのやり方は正しいと思います。

4 体を正常に整えてがんを退ける、がんにならない体を作りたい

東京都西東京市　I・Iさん　37歳　乳がん

30代、若い女性ですので、がんになったのはどれほどショックであったことかと思われますが、I・Iさんの感じ方は少し違っていたようです。

「ショックはショックでしたが、がんになるということは、体がそうした病気になる理由があって、原因の積み重ねがあったのかもしれないと思いました。

がんがわかったのは2021年の8月ですが、その1年ほど前から大きなストレスを抱えていて、食欲をセーブ出来ない過食状態が続きました。大量に食事をして、体重も増え、疲れとだるさがひどかったです。そんな1年が過ぎ、ある時お風呂で左の胸にしこりがあるのに気づきました。がんかもしれない。そう思いました。

すぐ病院で検査を受け、左胸のしこりはやはりがんでした。病理検査で進行度は2

bでした」

普通は手術で切除となるところですが、Ｉ・Ｉさんは自然療法を選択します。自然療法とは「極力医薬品の力を借りず、病気にかたむいた体を食事などで改善し、健康をとりもどす方法」といったことのようです。

「がんは生活習慣病ですし、積み重ねだと思います。手術でとってもきっとまたがんができる。それより食事療法をしっかりやって、がんにならない体にしなければ。がんを自然退縮させる体を作りたい、と思ったんです」

Ｉ・Ｉさんは食事療法を指導しているクリニック（佐野先生）に通い、糖質を減らし、グルテンの多い小麦粉も極力とらず、たんぱく質は魚や大豆、発酵食品を摂り、菜食を中心とした食事に取り組みました。４か月そうした食事を続けたところ、過食で増えた体重は元に戻り、だるさもなくなり、体調もすっきりとしたといいます。

ところが全身状態はよくなっても、がんは消えませんでした。むしろ少し大きくなっていたといいます。

Ｉ・Ｉさんは放射線療法を受けました。これでがんはかなり小さくなり、腫瘍マーカーは正常値になりました。そして自然療法を続ける中で始めたのがキシロフフコ・グリクロナンです。

「キシロフフコ・グリクロナンで劇的な変化があったわけではありませんが、自然のものであり、体にはプラスだと思います。続けることで体を整え、がんを退ける体に近づけるのではないかと思っています。今体調はとてもよいので、キシロフフコ・グリクロナンは体に合っていると思います」

今後は病院で検査を受け、がんの状態を確かめながら、自然療法を続けたいと言うI・Iさんです。

I・Iさんの血液検査の結果推移

	2021年12月	2022年4月
CA15-3（基準値27以下）	51.5	16.3
CEA（基準値5以下）	1.3	
NCC-ST-439	2.5 以下	

佐野先生からひとこと

I・Iさんは、「がんにならない体になりたい」というご希望で私のクリニックにいらっしゃいました。ご本人がはじめから自分で治すと考えておられるので、私からお話しすることはシンプルです。

まず食事に関しては、ご本人もおっしゃっているとおり「糖質を控える」「グルテンの多い小麦粉の食品は控える」の2点がポイントです。糖質はがんのエサになる物質ですし、グルテンは腸内環境にとってよくないからです。

がん細胞は正常細胞と違って大量のエネルギーを欲します。がん細胞にとってのエネルギーとは何よりも糖質です。そのためにがん細胞は血管を新生し、糖質を自らに集めて成長していきます。がん患者さんが糖質をたくさんとることは、がんを大きくすることにつながります。従って糖質を控えめにして、それ以外の食物で栄養をとってほしいのです。

グルテンの場合、腸内環境を悪化させる性質があるため、控えてほしいのです。グルテンは消化が悪く、腸内では悪玉菌のエサになります。腸は免疫機構の要のような臓器ですので、腸内環境が悪化すると免疫システムも弱くなってしまいます。

初期のがん細胞は、免疫システムがやっつけてくれますし、ある程度成長したがんにもある程度有効です。従って腸内環境を悪化させるグルテンは控えて頂きたいということです。

食事療法をしていると体調がよくなりますが、がんが消えたわけではありません。検査だけは定期的に受けて、がんの状態を把握する必要があります。もしがんが大きくなったり、再発した場合は、治療を上乗せしていきます。I・Iさんの場合は放射線治療でしたが、手術をお勧めする場合もあります。がんへの栄養補給路を断つ血管塞栓術という方法もあります。

5 7㎝大の神経膠腫、あえて経過観察で落ち着き「顔色いいね」と言われる体調維持にキシロフコ・グリクロナン

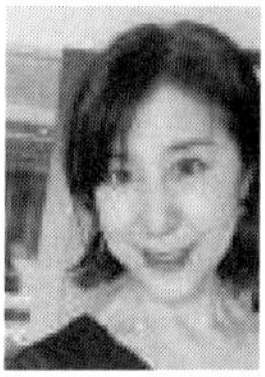

東京都　S・Hさん　57歳　神経膠腫

「顔色いいね」「元気そうですね」

S・Hさんを知っている人の多くは最近こう言うそうです。S・Hさんの病気を知っている人がそう言うのですから、おそらく以前に比べて本当に顔色がよく、体調もよいことが伝わるのでしょう。

S・Hさんはがん患者です。にもかかわらずお元気で、全く普通の生活を過ごしておられます。

病名がわかったのは2020年5月。頭痛やめまい、疲れがとれないといった症状があったものの、S・Hさんは仕事が忙しかったからだろうと思っておられました。ただコレステロール値などが心配だったため健康診断を受けました。その流れで頭部

のＭＲＩも受け、神経膠腫（右脳）があることがわかったそうです。

「すぐ国立がんセンターを紹介され、ＭＲＩ、ＣＴ、ＰＥＴなど精密検査を受けました。担当のお医者さんは非常に権威のある方で、すぐ全摘出しましょう、と言いました。でも私は全く普通の生活が出来ていたので、いきなりそんな手術を受けるのは抵抗がありました。それでセカンドオピニオンを受けることにしたんです」

Ｓ・Ｈさんがセカンドオピニオンを受けるのに選んだのは都立駒込病院。脳神経外科部長を務める篠浦伸禎《しのうらのぶさだ》博士が担当になりました。詳しい検査結果を検討した篠浦博士はＳ・Ｈさんに手術を勧めませんでした。

「全摘出手術を受けると、腫瘍の大きさもあって、後遺症が残る可能性がある、麻痺が起きるかもしれない、と。そこで篠浦先生の診療を受けながら、経過観察することにしました。もちろん異変があればすぐ手術なり治療を受けるつもりですが、篠浦先生の治療方針に納得がいったんです」

篠浦博士は世界的に有名な脳神経外科医であり、同時に統合療法を推奨している研究者です。中でも食事療法を重要視し、西洋医学だけでは人は健康になれない、食事を中心とした生活改善が必要だとして、多くの書籍を著しておられます。

S・Hさんはそれから食事は玄米菜食を中心にし、サプリメントとしてキシロフコ・グリクロナンを選びました。ストレスのない生活も心がけておられます。がん治療はほぼゼロの状態です。

「定期的にMRIなど検診を受けています。腫瘍は変化なし。そして体調は良好です。キシロフコ・グリクロナンは、飲むことで特に何か大きな変化があったわけではありませんが、体調維持にはプラスだと思っています。私には合っていると思うので、これからも続けたいですね」

S・Hさんの血液検査の結果推移

	2021年 8月	2022年 7月
白血球	5.5	5.5
血小板	21.4	21.4
総タンパク	6.9	7.2
CRP	0.04	0.04
LDH	181	185
アルカリフォスファターゼ	219	73
AST	19	19
ALT	13	14
クレアチニン	0.6	0.52

佐野先生からひとこと

篠浦先生は、有名な脳神経外科であり、覚醒手術という手術の第一人者です。覚醒とは患者が意識ある状態で手術をすることで、患部は麻酔で感覚がないのですが、本人と話をして体の状態を聞きながら、特に麻痺がおきていないか確かめながら手術をします。また一方では統合療法を推進し、食事を含め自然療法的な治療にも熱心な方です。西洋医学と東洋医学、あるいは多様な医学治療をバランスよく実践されています。S・Hさんは食事を玄米菜食に替え、サプリメントとしてキシロフコ・グリクロナンを選ばれました。その結果、腫瘍は大きくならず、体調もよくすごしておられます。

ストレスのない生活も大変重要です。大きなストレスはがんの原因であり、悪化の原因です。時間はかかるかもしれませんが、病状はいい方向へ進むのではないかと思います。

6 「余命1年の宣告」から回復してすでに4年目。体調良好。がん治療にプラスアルファで不可能を可能に

鹿児島県　中島哲郎さん　69歳　すい臓がん

中島さんがすい臓がんであるのがわかったのは2019年のことです。ある日突然、黄疸が出たので病院を受診したところ、画像診断ですい臓がんであることがわかりました。それまで多少体がキツイと感じることはあったものの、まさかの診断でした。

その時、胆管が閉塞していることがわかったため、これを通すためのステントがうまく入らず腹膜炎を併発。すい臓でなく腹膜炎で1か月半も苦しむことになってしまいました。さらに困ったことに、画像診断ではすい臓がんがわかっても細胞診でがん細胞がみつからず、抗がん剤治療にストップがかかってしまったのです。実際に抗がん剤治療が始まったのは、黄疸から2か月もたってからだったそうです。

中島さんの奥様は看護師をしておられたので、すい臓がんという病気の難しさはよ

くわかっておられます。

「余命1年と言われました。腫瘍マーカーは12000超え。最も進行した状態で、これでは手術は出来ません。すい臓だけでなく周辺の十二指腸にも広がっていました。到底抗がん剤だけでよくなるとは思えません。何か自分で出来ることをと思い、初めに試したのは乳酸菌の原液です。オニバイドという2つ目の抗がん剤治療の際には、主人は乳酸菌原液を飲んで挑みました。この時には体調が回復し、食欲が出てお通じもよくなりました。腫瘍マーカーも186に下がりました。でもまだ手術が出来る状態ではありません」

その後、オニバイドの効き目が弱くなり、腫

2022年7月22日	2022年8月4日	2022年8月22日	2022年9月8日	2022年9月22日
	8.0		9.8	
	4946		6825	
270	286	330	252	299
615	720	688	711	833

瘍マーカーが再び上がり始めました。がんも大きくなってきました。そこで奥様が選んだのがアントロキノノール含有エキスとキシロフコ・グリクロナンです。がん治療と並行してアントロキノノール含有エキスとキシロフコ・グリクロナンの摂取が始まりました。

「はっきりアントロキノノール含有エキスとキシロフコ・グリクロナンが効いて、とは言えませんが、抗がん剤の副作用があんまり出ないんです。だからキツイ抗がん剤でも続けられます。効果が出るまでしっかり使えるのではないかと思います。

長く看護師をしておりましたので、すい臓がんのような難しいがん、しかもかなり進行した

中島哲郎さんの血液検査の結果推移

	2022年5月9日	2022年6月6日	2022年6月9日	2022年6月23日	2022年7月7日
CEA	5.6		6.0		8.4
CA19.9	1175		2364		4121
ALP	95	100	115	236	224
γ-GTP	56	155	148	378	561

状態のがんが、抗がん剤など西洋医学だけでは治らないのはよくわかっています。やはり統合療法的な方法を考えなければ、治療自体がうまくいかないと思います」（奥様談）

アントロキノノール含有エキスとキシロフコ・グリクロナンについては、担当医に資料を提出しているそうですが、それについて特に意見はなかったそうです。

「サプリメントを使うのは自由ですから。有害なものではないことはわかってもらっています。でも主人の状態に関しては奇跡だ、と言ってくれました。あれほど進行したすい臓がんが転移もせず、普通の生活ができるまでに回復しましたので」

ただ、状態に関してはアップダウンがあり、2022年8月から新しい抗がん剤を使っておられます。抗がん剤はFOLFIRINOX（オキサリプラチン＋イリノテカン＋フルオロウラシル＋レボホリナート）という複数の薬です。最初の投与では熱が出て苦しい思いもされましたが、2回目からはそういった副作用もありません。食欲もあり、お通じもよく、体調もよいとのことです。

中島さんご本人は治療に関して、ご自身で考え、納得できる治療でなければ受けないそうです。またこういう治療が受けたい、こういう薬がいいと自ら提案してこられました。

「自分の体ですから。闘病はがんに負けないというより自分に負けないことだと思います。メンタル面がとても重要です。アントロキノノール含有エキスとキシロフコ・グリクロナンも、これで治るというのではなく、治療をサポートしてくれていると思うんです。抗がん剤だけではうまくいかない場合も、よいサプリメントをプラスすることでうまくいくこともあると思います」

余命1年の宣告から3年が過ぎ、4年目に入りました。体調もよく、最近は家事も積極的に取りくんでおられる中島さん。治療を医者まかせ、人まかせにするのではなく、自ら考え、自立的に取りくむことが、今日の回復を支えていることがよくわかります。

佐野先生からひとこと

余命1年という宣告を受けながら様々な治療を経て既に4年目。ご夫妻でがんとがん治療を研究し、納得した治療を選んでこられたとのこと。考え方が非常にしっかりされています。だからこそ治療がうまくいき安定したのでしょう。

ご夫婦が仲良く協力して治療や健康について考え決定されているのは、回復に向けて最高の状態です。単純に2人で2倍の力ではなく、その何倍もの大きな力になっています。夫婦関係は人間関係の最も基本的なかたちであり、うまくいかなければストレスが生じます。ストレスの多い夫婦関係下では免疫力が下がり、がんが治るどころか悪化するといっていいでしょう。その点、中島さんご夫妻は、がんを治すためには最高の関係だと思います。アントロキノノール含有エキスとキシロフコ・グリクロナンも、中島さんがおっしゃる通り、「それで治るわけではないが治療をサポートしている」のだと思います。

7 3つあったしこり。1つは良性とわかり全摘手術を回避

神奈川県　Y・Tさん　乳がん　50歳

がんはある時突然出来るものではなく、10年以上の年月を経て、検査で発見できる大きさになるとされています。たった1つのがん細胞が1㎝の大きさになるまでには、自然治癒というかたちで消滅するものもたくさんあるようです。

Y・Tさんは、こうしたがん成長のプロセスを身をもって感じておられました。数年前から左右の乳房にしこりがあることが分かっていました。生活を改善し健康的な暮らしをしていたところ左のしこりは消滅したのだそうです。右のしこりも同じように消えてくれればいいと思いながら、うまくいかなかったとのこと。ご自身が経営しておられる事業の新展開の時期、コロナ禍などで多忙を極め、ストレスも多かったためだろうとのことです。

消えなかった右乳房のしこりに関して佐野正行先生（本書の監修者）に相談したと

ころ、「それは手術した方がよい」とのこと。外科の医師を紹介され、2020年8月に切除手術を受けました。

「しこりは全部で3つ。うち上部にある2つは検査で悪性であることがわかりました。腫瘍の場所や大きさから、医師から全摘手術を勧められました。でも下部の1つは悪性、良性のどちらか不明なのです。なのに全摘手術というのは納得がいかないので、私は3つ目の検査を希望しました」

同じ頃Y・Tさんは佐野先生から生活改善の指導を受け、食事の方法やストレスをためないこと等を教えられました。その中で勧められた成分がキシロフコ・グリクロナンでした。まさに乳がんの手術をどうするかという時期です。Y・Tさんはすぐ飲み始めることにしました。一か月半飲んだところで乳がんの検査になり、結果、最後の1つは良性でした。

「キシロフコ・グリクロナンで腫瘍が悪性から良性になった、とはいいませんが、生活改善にとりかかって間もない頃でしたので、ひょっとしたら、という気持ちもあります。とにかく3つのうち1つ(下部)は良性だったので、全摘手術はなしにしました。

悪性だった上部2か所の切除手術は2020年8月末でした。右上部のがんだけを部分的に摘出しました」

その後、通常は放射線、抗がん剤、ホルモン治療が続きます。しかしY・Tさんは、これらの治療を全て拒否。一切治療を受けず、生活改善を行うことにしました。食事や運動など、できる範囲で変えてゆく方法です。

それから2年。Y・Tさんはお元気で、変わらず忙しい生活をしておられます。

「私は楽観的な性格で、がんと言われてもそれほど落ち込んでいませんでした。仮に余命1年と言われても、このままの状態なら1年。改善していけば余命はどんどん変わる。余命は延びる、という風に考えるんです。

キシロフコ・グリクロナンは、それだけでがんが治るとは言えませんが、私のように医学治療だけでなく、自分で自分の体を変えていこうと考えるものにとってはプラスに働きます。実際、キシロフコ・グリクロナンを飲んだのは半年くらいでしたが、疲れにくい、元気が出るなど大変体感がよかったです。がんは生活習慣病なので、生活を変えることが大事。キシロフコ・グリクロナンはその助けになると思いますよ」

佐野先生からひとこと

がんは10年以上の年月を経て発症する生活習慣病です。その10年の間、がんになりやすい生活が続いていたためにがんになったと考えられます。

Y・Tさんは、乳がんのしこりがあるのをかなり前から自覚しており、なんとかしようと考えておられた。しかし経営者ともなればストレスも並大抵ではなく、一度は生活改善によってしこりが消えたこともあったようですが、結局は大きくなってしまったようです。

しかし3つあるしこり全てががんではなく、1つは良性。検査の段階でねばって調べてもらったので良性なのがわかったとのことです。しばらくキシロフコ・グリクロナンを使っていたので、それがよかったのかもしれません。乳房の全摘にならなくてよかったと思います。

ご本人が非常にポジティブなのもプラスに働いていると思います。がんはストレスやネガティブな思考で免疫力が低下していると大きくなります。がんになる原因は生活習慣にあるので、それを変えていかなければ完治はできません。手術でとってもまた出来る可能性があります。自分で自分の体を変えていくと決めて実行していく人なら、がんを克服できると思います。

8 再発予防になった。手術後の順調な回復の助けにも

東京都　上野直美さん（仮名）　61歳　乳がん

上野さんは毎日忙しく働いておられます。特に2022年の夏は会社での異動があり、あわただしい毎日とのことです。とても1年半前に乳がんの手術をした方とは思えません。

「乳がんだったんですが、転移もなく腫瘍が小さかったので、治療は腫瘍だけを切除する温存手術になりました。がんということではじめは驚きましたが、早期発見でよかったと思います。手術後は放射線治療と抗がん剤治療になりました」

放射線治療と抗がん剤治療は、目に見えないがんが残っている可能性があることから、これを叩くために行われます。上野さんの場合、放射線治療はスムーズでしたが、抗がん剤が体に合わずに中止となり、代わりに医師が勧めてくれたのがキシロフコ・

グリクロナンでした。

「キシロフコ・グリクロナンは私の体に合っていたと思います。抗がん剤と違って全く副作用もなく、半年ほど続けて飲みましたが順調に回復しました。検査をしっかり受けていたので再発の予兆もなく、すっかり元気になりました」

キシロフコ・グリクロナンは海藻の成分で、その海藻は食用もできるものです。害のある成分は一切入っていないため、安心して飲めるサプリメントです。また多くの実験で免疫細胞の活性化が確かめられています。

「今は飲んでいませんが、抗がん剤が使えない時にタイミングよくキシロフコ・グリクロナンに出会えてよかったと思います」

上野直美さんの血液検査の結果推移

	2021年7月16日	2021年8月10日	2021年9月7日	2022年2月21日
CA15-3(基準値:27以下)	1.8		4.8	4.1
CEA(基準値:5以下)	1.0		1.0	0.9
好中球(基準値:15.7-57.8)	14.6	12.6	21.8	28.7
血小板(基準値:13.0-36.9)	14.6	10.9	15.8	20.3
白血球(基準値:35-91)	21	20	33	45
リンパ球(基準値:9.9-29.0)	3.6	3.2	6.4	12.0

佐野先生からひとこと

我々の体にそなわった免疫システムは、24時間、365日休まず働いています。大変頼もしい存在ですが、ある程度の大きさになったがんに対しては、手術でがんを取り除くように一気にやっつける力はありません。あくまで地味にコツコツ働いています。キシロフコ・グリクロナンのような成分が配合されているサプリメントがうまく働くと、免疫力がより強力になると考えられます。

上野さんのようにがん手術の後で抗がん剤が体に合わず使えなくなった人にとって、じわじわと免疫力を上げるサプリメントは大きな力になると思います。体内に残っているかもしれないがん細胞をやっつける、あるいは新たに生まれるがん細胞をやっつける。それは免疫の働きであり、免疫力を上げるキシロフコ・グリクロナンのような抗がんサプリメントが役に立ちます。

9 キシロフコ・グリクロナンで体温が戻った！ 再発・転移があっても元気に過ごせています

大分県　中村真由美さん（仮名）53歳

※ご夫妻でインタビューに答えていただきました

――がんがわかったのはいつですか？

中村真由美　2019年です。不正出血があったのですが、初めは原因がわからず泌尿器科で診てもらったのですが、子宮頸がんだったんです。ステージは1bでした。

私は毎年子宮がん検診を受けていました。年末か年明けにです。というのも子宮筋腫があったので、経過観察を兼ねて毎年必ず検診は受けていたんです。結果はずっと異常なしでした。2019年の年初にも検診結果が「異常なし」でした。それから9か月しかたっていなかったので、がんというのは大変ショックでした。「毎年検診を受けていたのになぜ？」という感じです。

——がん検診ではわからなかったということですか？

中村真由美　そうですね。ただ医師の説明だと、私のがんは子宮頸がんの中でも珍しい腺がんだということでした。子宮頸がんには「上皮内がん」と「腺がん」があって、上皮内がんが圧倒的に多いそうです。腺がんは検診では発見しづらく、しかも前がん段階（がんになる手前の状態。正常細胞に比べ、明らかにがんの発生しやすい組織）のような状態がなく、突然のように出来て大きくなる。ワクチンも効かない。私はそちら（腺がん）だったんです。

——すぐ手術になり、結果は良好だったそうですね。

中村真由美　経過も順調でした。なのに次はいきなり肺に転移。最初のがんよりさらにショックでした。子宮頸がんももちろんショックでしたが、「手術で全部とるんだ」と腹をくっていました。その後の抗がん剤と放射線も受けました。にもかかわらず、ですから、ショックはさらに大きかったです。

――ご主人は医師でもあり、奥様の病状に関しても誰よりもご理解されていると思いますが、いかがでしょうか。

中村医師　本人はきちんと検診を受けていたので、それこそ青天の霹靂《へきれき》だったと思います。骨盤内リンパ転移があったので子宮は全摘出でしたが、いい手術が出来たと聞いてよかったと思っていました。それが4か月以内に転移です。私もショックでした。原発巣（子宮）にはもうがんはない。今度は肺です。だから最初の治療の経過はよかったんですが、予後はよくないですね。こちらの治療は化学療法（抗がん剤）のみです。

しかし本人は「標準治療で闘う」と覚悟を決めていたので、私がどうこう言えることではありません。そして本人と主治医との相性はとてもよかった。それはがん治療において一番だと思います。信頼関係があるから安心して治療が進められる。

――抗がん剤治療となると、副作用は大変でしたか？

中村真由美　副作用のつらさは人によって違うので、一般的には何とも言えませんが、私の場合はそれほどではありませんでした。むしろ「思ったほどつらくない」という感じでした。よく言われる吐き気に関しても、私はちょっとムカムカする程度で、軽いつわりくらいの感じでした。

――何か副作用対策をしていたのでしょうか？

中村真由美　抗がん剤を入れる前に制吐剤を入れていました。主治医から「最近は制吐剤がよくなっている」と聞いていましたが、その通りでした。

それから副作用で起こる手足のしびれを防ぐために、手足を圧迫する長い靴下や長い手袋をして、手足を冷やして抗がん剤を入れました。患部に関係のない手足に抗がん剤がいかないように、ということだと思います。ですので、抗がん剤の副作用と言っても、ちょっと食欲がないとかムカムカする程度で、心配するほどではなかったです。最近はこうした対策をする病院が増えているようですよ。

――脱毛対策はあるのでしょうか？

中村真由美　残念ながらそれは対策がないようです。髪の毛は抜けました。ただ、今はいいウィッグがたくさんあって、しかも安くて、1万円くらいで色々選べるんですね。以前はものすごく高価だったのですが、今はバリエーションが広がった感じです。ただ、髪の毛より眉毛やまつ毛が抜けるのがつらかったです。人の顔って眉毛やまつ毛がないと怖い顔になる。人相が変わっちゃうんです。精神的につらいですね。

――キシロフコ・グリクロナンはいつ頃から始めましたか？

中村真由美　２０２１年の夏頃ですね。肺に転移したがんの化学療法（抗がん剤）を、通院で始めた頃です。

治療の中心は病院の標準治療ですが、何かプラスになるものがあれば、自分でやってみようかと思いました。キシロフコ・グリクロナンは海藻ですし、基本的に全く害はありません。治療の妨げにもなりませんし、試してみてもいいかなと思って始めました。

――キシロフコ・グリクロナンを飲んで何か変化はありましたか？

中村真由美　1つ気になっていたのが体温。私はふだんの平熱が36度台で、ちょっと高めなんです。それががんになってから大体1度くらい下がって、35度台になってしまいました。病気になるってこういうことなのかと思いましたね。ところがキシロフコ・グリクロナンを飲み始めてから、36度台に戻ったんです。1度くらい上がってふだんの体温に戻ったんです。それに気づいた時に、これは効果ありかな、と感じました。

――体温がある程度高くないと免疫細胞が働けないようですね？

中村真由美　そうですね。体温が上がっているということは、免疫力の向上につながるかなと思いますね。そのおかげかもしれないと思ったのが、抗がん剤治療をしても、免疫力が下がらなかった。抗がん剤治療ではどうしても骨髄抑制が起きて、免疫細胞が減少していきます。それがひどいと、抗がん剤をいったんお休みにしなくてはなりません。ところが私の場合、治療中に免疫細胞（好中球）が下がらなかったので、予定通りに治療が進められたんですね。

抗がん剤治療の途中の血液検査の結果を見て、主治医が「おやっ？」と言ったことがありました。免疫細胞が減少していない、と。それで「何か特別なことをしておられますか？」と聞かれたんです。「キシロフコ・グリクロナンというのを飲んでいます」と伝えたら、「ひょっとしたら、それが効いているのかもしれませんね」と言っていました。

――キシロフコ・グリクロナンについて今はどうお考えですか？

中村真由美　やはり免疫に対する効果を期待しています。がんを小さくする、なくすということまでは無理だと思っていますが、免疫を落とさない、ちょっと上げる助けになっている。免疫細胞ががんをやっつけると考えると、それはいいですよね。

中村医師　化学療法は何クールか行うんですが、その時は5クールでした。「抗がん剤を3週間飲んで1週間休み」を5回繰り返します。通常、何クール目かになると免疫細胞の顆粒球《かりゅうきゅう》（好中球）の低下からの立ち直りが遅くなってきます。でもその時は、低下しなかった。立ち直りが通常通りだった。主治医がびっくりしていましたね。
それによって治療が予定通り進められたんです。キシロフフコ・グリクロナンが免疫力を維持して、抗がん剤を投与しても免疫力下がらないようにしてくれているという感じはしました。ただその後は、やはり、だんだん好中球の低下からの回復は遅くなっていましたが。

――中村先生は、奥様の治療にはタッチしないのですか？

中村医師　専門外ですので。治療はもちろん、主治医と話をするのは本人だけです。私が同席することもありません。本人が一番よくわかっていますし、治療方針を決めるのは本人です。もちろん家族なので心配ですよ。でも本人が一番つらいと思います。

――治療に使っているキシロフフコ・グリクロナンに関して主治医の方はどういう反応ですか？

中村真由美　私が治療を受けているのは大学病院なので標準治療が中心です。主治医はそれがベストだというスタンスで治療を進めています。一方、「医学治療を妨げることがないもので、何かご自分でやってみるのは自由だからやってみてください」というお返事です。「紹介状が必要であればいくらでも書きます」と言っていただいています。

――キシロフコ・グリクロナン以外に何か試しているものはありますか？

中村真由美　温熱療法をやっています。マイクロ波をあてて患部の温度を上げる治療です。他の病院で受けています。

――食事や生活面で気をつけていることはありますか？

中村真由美　キシロフコ・グリクロナンを紹介していただいた佐野先生の勧めで「髪の毛で栄養診断」というのを受けまして、私はあまり乳製品や小麦に耐性がないことがわかりました。そこで食事でも牛乳を止めて豆乳を飲んだり、朝・昼と食べていたパンを1回に減らしています。他には人参等の野菜をお料理に使って多めに摂るとか、ですね。何か少しでもプラスになればと思って気をつけています。

ただ、それほど厳密なものではなくて、食べたいものは食べています。「砂糖はよくない」と言いますが、私は食べたければ食べます。ケーキも食べます。

「こうすれば絶対がんが治る」という方法があるならやりますが、そんなものはありませんよね。先のことはわかりませんし。だから私は、プラスになることはもちろんやりますが、食べたいものは我慢しません。

2022年1月7日	2022年3月25日	2022年6月24日	2022年7月1日	2022年9月16日
18.8	20.1	19.0	18.1	21.2
21.3	25.9	26.1	22.6	21.9
3.31	2.58	3.02	2.94	4.37
194	205	224	205	187
1920	1210	1470	1480	2270
				4.1
			64.4	106.7
			7.82	8.03

中村医師　運動もいいんですよ。ただコロナのこともあって、今は気軽に出歩くのが難しいですよね。なので本人は家の中で動いていて、家事はきちんとやってくれている。やるべきことをやってくれています。

中村真由美　体調が全く問題ありませんので動けますよ。今までも抗がん剤治療の時は2～3日は食欲ないな、ちょっとムカムカするなと思うけれど、あとは元に戻っていました。この状態を維持したいのでキシロフコ・グリクロナンは続けるつもりです。

中村真由美さんの血液検査の結果推移

	2021年6月4日	2021年7月2日	2021年9月3日	2021年10月1日
AST（基準値：13-30）	17.5	16.1	17.8	19.5
ALT（基準値：7.0-23）	15.5	13.5	13.8	19.8
白血球（基準値：3.3-8.6）	2.51	1.95	2.65	2.29
血小板（基準値：158-348）	71	34	131	160
好中球	1210	700	1390	1100
CEA（基準値：5以下）	1.1	1.4	1.1	
CA125（基準値：35以下）	8.8	9.6	9.5	10.5
CA19-9（基準値：37以下）	3.1	2.6	3.0	

夫が医師というのはやはり安心感があります。ちょっとした不調に対応する方法も教えてくれます。専門は神経内科なのでがんは専門外ですが。また夫は今、在宅医療を中心に診療している医師なので、何かあったら力になってくれると思います。

佐野先生からひとこと

がん治療は病院任せではなく、自分で考え、主体的に治療に取り組むことが何より重要です。中村さんはご自分で治療全体を考え、病院治療以外にも有効と考える方法をいくつも積み重ねています。食事面でも栄養面はもちろん、ストレスのないようにとても上手に工夫しておられるようです。そうした試みがうまくいっているので病状が安定し、お元気なのだと思います。

ご主人が医師ですが、治療そのものはご本人がひとりで主治医と相談して決定し、実践しておられる。ご主人は介入することなく、あくまで見守る立場をとっておられる。このようにお二人の関係が良好であることも、治療にとって大いにプラスになっていると思います。

◉ 監修者プロフィール

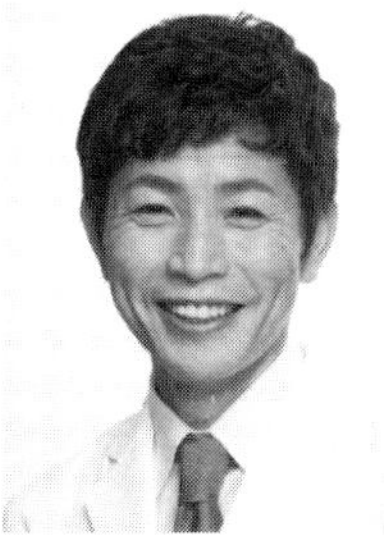

医師・医療相談専門医・産業医・森林医学医

佐野正行 (さの・まさゆき)

(株)メディカルアンドナレッジカンパニー 代表
ナチュラルクリニック代々木 医師
マーキュリーアカデミー 校長
川湯の森病院 副院長
日本産業医協会 会長
漢方養生学研究会 会長
予防医学・代替医療振興協会 学術理事

平成7年3月　名古屋大学医学部卒業
平成7年5月　豊橋市民病院
平成12年4月　名古屋大学医学部付属病院第一外科
平成12年6月　国立がんセンター中央病院
平成17年4月　国立がん研究所
平成18年7月　名古屋大学医学部付属病院第一外科
平成19年10月　武蔵野陽和会病院　外科医長
平成22年4月　三鷹中央病院　外科医長
平成24年4月　医療法人社団一友会　理事
「ナチュラルクリニック代々木」勤務

外科医として3000人以上の手術に携わる。

食生活改善による健康指導や予防医療、免疫力をあげて未病に対応するなど、「健康に、その人らしく、幸せに過ごす」サポートを治療から健康相談まで総合的に行う。著書に『最先端のがん免疫療法』（ワニブックス）がある。

◉ 著者プロフィール

木下カオル (きのした・かおる)

医療ジャーナリスト

1959年生まれ。出版社勤務を経てフリーランスのジャーナリストとなる。リウマチや糖尿病などを始めとした生活習慣病やがんなどをテーマに健康、医療分野の執筆活動を展開中。

本書を最後までお読みいただきまして
ありがとうございました。

本書の内容についてご質問などがございましたら、
小社編集部までご連絡ください。

総合科学出版編集部

TEL:03-6821-3013

FAX: 03-6821-6448

がんから生還した患者の最新事例に学ぶ
がんを治すための新常識

2023年 4月 25日　初版第1刷
2024年 5月 30日　第2刷

著　者　　木下カオル
監修者　　佐野正行

発行所　　株式会社 総合科学出版
〒101-0032
東京都千代田区岩本町3-2-1 新共同ビル802
TEL　03-6821-3013
URL　http://www.sogokagaku-pub.com/

印刷・製本　ベクトル印刷株式会社

ISBN978-4-88181-363-8